野汀 撰

金匮浅歌

杨建宇　张兼维　杨磊　整理

中原农民出版社

·郑州·

图书在版编目（CIP）数据

金匮浅歌/杨鹤汀撰；杨建宇，张兼维，杨磊整理. —郑州：中原农民出版社，2025.3
ISBN 978-7-5542-2744-2

Ⅰ.①金… Ⅱ.①杨… ②杨… ③张… ④杨… Ⅲ.①《金匮要略方论》-方歌-汇编 Ⅳ.①R222.37

中国国家版本馆CIP数据核字（2024）第039019号

金匮浅歌
JINGUI QIANGE

出 版 人：刘宏伟		责任校对：王艳红	
策划编辑：马艳茹		责任印制：孙　瑞	
责任编辑：张茹冰		装帧设计：杨　柳	

出版发行：中原农民出版社
　　　　　地址：河南自贸试验区郑州片区（郑东）祥盛街 27 号 7 层
　　　　　邮编：450016
　　　　　电话：0371－65788199（发行部）　0371－65788655（编辑部）
经　　销：全国新华书店
印　　刷：河南省环发印务有限公司
开　　本：787 mm×1092 mm　　　　1/32
印　　张：4.5
字　　数：101 千字
版　　次：2025 年 3 月第 1 版
印　　次：2025 年 3 月第 1 次印刷
定　　价：15.00 元

如发现印装质量问题，影响阅读，请与印刷公司联系调换。

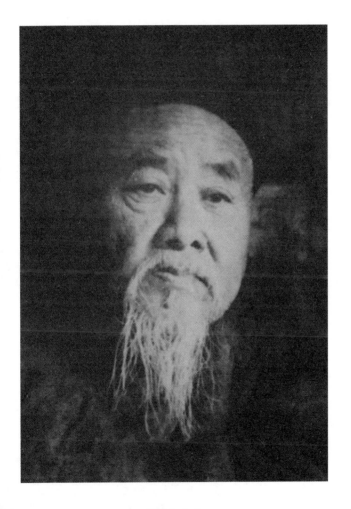

杨鹤汀先生

金匱淺歌序

金匱是張仲景的雜病論這與那傷寒論是一經一緯可知這兩本書

是合集序也是合序有的說這書太簡畧了那知他寫的雖簡畧實

在是扼要的見了病的證據就指出病的根源這是兩本書的精粹處也是中

醫的不能磨滅他的治療法除採用伊尹湯液經外還主張導引吐納針灸

膚摩方法是很多的有的說不如今日的預防法但預防法雖好不能是病斷絕

醫者偶遇一病若得不到診斷要訣就如航海無針南難免不遭危險常

見病者不死於病而死於醫者往往有之湯本求真或亦得到這個教訓吧他

著皇漢醫學搜集參考書僅日本人所著的傷寒論就有六十多家又

以芳科學方法 著漢方醫學解說 評論家都說念之日本漢醫已駕乎

國人之上我有家珍不知寶重反使外人研究進步凡我醫界誰不知恥

兹本引人入勝之意所以繼傷寒論之後又把金匱編為淺歌不僅使人民

杨鹤汀先生《金匮浅歌》序手稿书影（1）

皆能學習，更望後起者由此階梯升堂入室，把我國氣化之醫再進一步作科學的研究發揚光大，庶不愧為黃炎之子孫，茲編草率不無錯誤，希請國手糾正是幸。

南陽楊鶴汀序於南京之環萃書屋

杨鹤汀先生《金匮浅歌》序手稿书影（2）

序

先贤杨鹤汀先生的《伤寒论浅歌》《金匮浅歌》很受中医爱好者、中医大学生、年轻中医人的欢迎，已印制多种版本，仍有不少人在手抄传诵，颇有"洛阳纸贵"之风，故而乘势而为，迎风而上，再次整理出版"中原版"《伤寒论浅歌》《金匮浅歌》，希望对中医经典《伤寒杂病论》的传扬有所裨益！

用白话文歌诀的形式概括编撰中医经典，非文达而不能，非请意而不述，实属不易！这也足见杨鹤汀先生深厚的国学文字底蕴和对医圣张仲景《伤寒杂病论》研究之精达，其不愧是革命先哲、教育家，中医经典文化学家，高山仰止，是我们学习的楷模。本书内容分为两部分，第一部分为歌诀，第二部分为汤方，便于临床和学习时查阅。

白话歌诀，韵味十足，朗朗上口，趣味盎然，使博大精深的中医经典不再艰涩难懂，不再记忆困难，让研习变得更加轻松，岂不乐哉！杨氏《伤寒论浅歌》《金匮浅歌》为我们传扬医圣仲景经验搭桥铺路，岂不快哉！感恩先贤杨鹤汀！感谢为《伤寒论浅歌》《金匮浅歌》而付出辛勤劳动的每一个人，尤其要感谢著名的医圣文化"三剑客"张兼维、刘海燕、杨磊，他们为《伤寒论浅歌》《金匮浅歌》的出版付出了很多努力。

新时代新征程，我们要不忘初心，牢记使命，携手共进，砥砺前行，把中医药学保护好、发掘好、发展好、传承好，为人类健康共同体建设做出更大贡献！

在此，用我恩师的话来做结尾：

全国名中医黄煌教授：经方惠民！

全国名中医孟如教授：伤寒永续！

中药泰斗祝之友教授：国药济民！

国医大师丁樱教授：杏林永春！

国医大师李佃贵教授：岐黄赓续！

国医大师唐祖宣教授：仲圣永辉！

国医大师孙光荣教授：中医万岁！

杨建宇

癸卯年正月十八医圣仲景诞辰 1873 周年日　南阳

凡例

一、本书以杨鹤汀先贤编撰，由张兼维先生、刘海燕先生整理，以中医古籍出版社影印出版的《伤寒论浅歌》《金匮浅歌》为底本。

二、在上述影印版基础上，以张兼维先生、刘海燕先生、杨磊女士再次整理印刷刊行的简体字横排版《伤寒论浅歌》《金匮浅歌》为参校本，同时，参考现行的有关教材及相关的《伤寒论》《金匮要略》《伤寒杂病论》版本。

三、本书整理有以下几个特点：

1. 由中原农民出版社对《伤寒论浅歌》《金匮浅歌》刊行。

2. 底本中的以"医圣祠"落款的"序"和"张兼维"先生 2015 年落款的"序"移至书尾，作为附录内容。

3. 底本中的"编辑委员会"名会"南阳医圣祠珍藏《伤寒论浅歌》《金匮浅歌》（第一版）编辑委员会"，放在附录中。各书重新列名各自编委会。

4. 为了凸显本书的学术性、艺术性和史料意义，本书文前保留了原文中杨鹤汀先贤的遗像和各自书原序的影印图片，并且把在医圣祠陈列的碑刻照片也放在了附录中。

5. 本书排版序列与底本一致，以便于学习，便于书写笔记和记录随想。

6. 为了更有利于传颂医圣张仲景，文后专门附录张兼维先生作词的《医圣颂》和杨建宇先生作词的《医圣张仲景》

简谱曲。

四、对于明显的错字和别字，径直改正；对于一些异体字、繁体简体字、通假字等，不全部改写，有的予以保留。

举例如下，敬请阅读时留意：

瘦疲——瘛疲　　　　　瘟——疟

藏——脏　　　　　　　卤莽——鲁莽

懊恼（恼恼）——懊侬　蹰——蜷

蚘——蛔　　　　　　　敦敦——谆谆

恐惶——恐慌　　　　　差——瘥

栀子（枝子）——栀子　裙——裈

瓜蒌——栝蒌——括蒌（栝楼）

粢粢（zhí zhí）　　　　濛濛——蒙蒙

劳——痨　　　　　　　痿——萎

衰若——衰弱　　　　　馨——谷

以上所列，并非全部，并无全改，主要原因是，底本是作者的手写稿，加之作者是南阳人，有些是方言，也可能是引用其他特殊文字，也许就是错字，但无法判断怎么改正为最佳，所以在此仅列举出来，供大家讨论研阅。

五、本书歌诀多系南阳地方语之顺口溜，用普通话诵读不一定押韵上口，再加之医圣仲景原文内容所限，在平仄方面不能完全工整对应，特此说明。

杨建宇

2023 年 10 月 21 日 于北京明医中和斋

目录

第二部分　汤方

附录

金匮浅歌原序

《金匮》是张仲景的杂病论，这与那《伤寒论》，是一经一纬。可知这两本书是合集，序也是合序。有的说这书太简略了，哪知他写的虽简略，实在是扼要的。见了病的证据，就指出病的根源，这是两本书的精粹处，也是中医的不能磨灭处。他的治疗法，除采用伊尹汤液经外，还主张导引、吐纳、针灸、膏摩，方法是很多的。有的说不如今日的预防法，但预防法虽好，不能使病断绝。医者偶遇一病，若得不到诊断要诀，就如航海无针南，难免不遭危险。常见病者不死于病，而死于医者，往往有之。汤本求真，或亦得到这个教训吧。他著《皇汉医学》，搜集参考书，仅日本人所著的《伤寒论》，就有六十多家。又以方科学方法，著《汉方医学》[①] 释义、评论家都说，今之日本汉医，已驾乎国人之上。我有家珍，不知宝重，反使外人研究进步。凡我医界，谁不知耻？兹本引人入胜之意，所以继《伤寒论》之后，又把《金匮》编为浅歌，不仅使人民皆能学习，更望后起者，由此阶梯，升堂入室，把我国气化之医，再进一步作科学的研究，发扬光大，庶不愧为黄炎之子孙！兹编草率，不无错误，希请国手，纠正是幸。

南阳杨鹤汀序于南京之环萃书屋

---

① 《汉方医学》即《临床应用汉方医学解说》。

第一部分　歌诀

金匮要略浅歌卷一

脏腑经络先后病脉证第一

何谓上工治未病，问者求知所以然；
师云上工见肝病，知病必向脾经传；
唯恐脾经受其邪，就以实脾为当先；
四季脾旺不受邪，旺时勿用补药煎；
中工不晓相传事，不解实脾为当先；
只见肝经有了病，独向肝经去治肝；
肝虚须用酸味补，助以焦苦是当然；
益用甘味以调之，调助补益仔细研；
酸味直接入肝经，焦苦入心脾喜甘；
脾能伤肾肾微弱，肾弱心强火起焰；
火来伤肺金不行，肝气强盛病自痊；
治肝补脾此妙法，若治肝实则不然；
经无虚虚无实实，不足当用药补填；
有余之病当损之，余脏准此无不然。

人生天地禀五常，都因风气而生长；
风气虽能生万物，万物也被他害伤；

如水浮舟亦覆舟，五脏元真要通畅；
客气邪风中人死，千般疢难说不详；
说则不过只三条，今特提出其大纲；
一者即为内所因，经络受邪入腑脏；
二者四肢与九窍，血脉壅塞不通畅；
凡此以上诸多病，为外皮肤所中伤；
三者房室与金刀，还有虫兽之所伤；
三条病由都说尽，养生之人要慎详；
不令邪风忤经络，中则莫使传腑脏；
四肢才觉有重滞，即用导引吐纳方；
或用针灸与膏摩，勿令九窍有阻挡；
更能无犯国家法，无受禽兽所灾殃；
房室勿令其竭乏，服食也要节热凉；
苦酸辛甘各适宜，不遗形体有衰伤；
病则无由入腠理，即把腠理解释详；
腠者即是指三焦，通会元真在内脏；
理者全身之文理，内外皮肤与腑脏。

病人气色见于面，问者愿闻其说明；
师云鼻头色青者，其人必定腹中痛；
又加苦冷必主死，是为亡阳难逃生；
鼻头微黑有水气，色黄寒气藏在胸；
色白必定是亡血，微赤非时亦主凶；
目正圆者痉不治，目色青者为主痛；
目色黑者为过劳，目色赤者为有风；
目色黄者必便难，有留饮者色鲜明。

3

病人语声寂寂然，喜惊呼者骨节病；

语声喑喑然不彻，定是心膈间有病；

语声啾啾细而长，此为头中有了病；

病人之息摇肩者，必定心中邪气坚；

息引胸中上气者，此是咳病不待言；

息若张口短气者，肺痿吐沫所以然；

吸而微数中焦病，实当下之病即痊；

虚者即为不治证，下与不下是两难；

在上焦者其吸促，在下焦者其吸远；

促远二者皆难治，总因亏虚在真元；

呼吸动摇振振者，此皆不治可断言。

凡人寸口脉动者，因其旺时起反应；

假令肝旺在于春，其脉当弦色当青；

四时各应随其色，当青反白必有病；

问有未至而至者，至而不至之一说；

还有已至而不去，有的已至而太过；

问者不知所以然，且听仲师说如何；

冬至之后逢甲子，夜半子时最准确；

此是少阳初起时，万物始生天气和；

若未得到甲子日，天气已竟先温和；

此为天时尚未至，气已先至有感觉；

已得甲子气不温，此为至而不至说；

更有已得甲子日，大寒不解冷气多；

此为时虽已至者，气仍不去留连着；

若得甲子如盛夏，此为时至气太过。

经云厥阳独行者，问者提出这问题；
师云有阳而无阴，此为厥阳无可疑。

病人脉浮在关前，其病在表无可疑；
若是脉浮在关后，其病必定在于里；
腰痛背强不能行，必定短气至于极；
寸脉沉大而且滑，沉则为实滑为气；
实气相搏察血气，入脏即死入腑愈；
何以此名为卒厥，问者又求解其疑；
师云身冷唇口青，此为入脏即绝气；
设若身和汗自出，此为入腑即可愈。

脉脱入脏即便死，入腑即愈是何意；
师云非只一病然，凡百之病皆如是；
譬如浸淫一类疮，从口流四肢可治；
若是从四肢处起，流入于口不可治；
病在外者可以治，入于里者即不治。

何为阳病有十八，头项腰脊臂脚痛；
病在外者分营卫，营卫兼病共三种；
三而六之即十八，此为阳病十八种；
何为阴病有十八，咳喘上气与肠鸣；
更有哕咽及胀满，拘急之外又心痛；
此九种病分虚实，九而二之其数同；

五脏各有十八病，合而计之九十病；
六腑之病比脏微，微病亦有十八病；
合而计之总其数，共为一百零八病；
五劳七伤与六极，妇女三十六种病；
不关六气之所致，所以均不在其中；
重浊之邪居于下，居上之邪是轻清；
天气大邪中于表，人事小邪中里层；
谷饪之邪从口入，宿食不化在胃停；
五邪中人有法度，各邪各以类相从；
寒为阴类中于暮，中于午前类多风；
湿为重浊伤于下，雾伤于上是轻清；
风为阳邪令脉浮，寒令脉急却不松；
轻清之雾伤皮腠，重浊湿流关节中；
极热之时多伤络，极寒之时多伤经。

急当救里当救表，问者不知求说明；
师云病为医误下，续得下利不止停；
甚而下利是清谷，全身上下皆疼痛；
表里二者均难缓，最急当先救里层；
身体疼痛姑且后，同当急救权轻重；
清便自调仍身痛，急当救表须记清；
病有痼疾有卒病，缓急轻重有权衡；
痼疾无妨列在后，卒病当先治莫停。

师云人有五脏病，各有所得病不病；
五脏之病各有恶，各随不喜即为病；

病者素来不应食，反而暴思发热病；
诸病在脏欲攻之，当随所得攻其病；
渴病即与猪苓汤，余皆仿此作准绳。

痉湿暍病脉证第二

痉有刚柔分二种，原始来自太阳病；
发热恶寒身无汗，此名之曰是刚痉；
发热恶寒身有汗，此名之曰是柔痉；
太阳之病必发热，脉沉而细名曰痉；
痉之为病在少阴，此是难治之重病。

发汗太多太阳病，津液外脱因致痉。

中风之病反下之，阴亡阳极则成痉。

倘若下后复发汗，身必拘急更增病。

疮家虽有身疼病，不可发汗汗则痉。

病者身热而足寒，颈项强急身恶寒；
时而头痛面色赤，其目亦见赤色鲜；
独有头部呈动摇，口噤发之于卒然；
更有背部反张者，此是痉病已俱全；
若不知痉误发汗，其表益虚更恶寒；

发寒之后察脉象，犹如蛇形屈曲然；
暴腹大者为欲解，按之其脉如故然；
反而更加大弦者，直上下行一条鞭。

痉病若见有灸疮，此必难治可断言。

太阳病症俱全备，身体但强几几然；
脉反沉迟此为痉，栝楼桂枝汤可痊。

太阳病症已无汗，下部反少是小便；
其气随上而冲胸，口噤不得以语言；
此是欲作成刚痉，主用葛根汤可痊。

痉病胸满又口噤，卧不安席脚急挛；
牙关紧闭而齘齿，大承气汤可以痊。

太阳之病在肌表，今关节疼痛而烦；
脉沉而细名中湿，湿痹之名亦久传；
湿痹小便当不利，反快利者是大便；
究竟应用何法治，医者但当利小便。

湿家之湿盛于外，一身上下尽觉疼；
阳郁于内必发热，全身色黄如熏蒸。

湿家但见头汗出，背强欲得被覆蒙；
若下之早则必哕，小便不利满在胸；

舌上又见如苔者，丹田有热寒在胸；
渴欲得水不能饮，口燥而烦病多生。

湿家下之额汗出，微喘小便利者凶；
若是下利不止者，此人亦是难逃生。

风湿不和两相搏，一身上下尽疼痛；
法当汗出而解之，恰逢天阴雨蒙蒙；
医云可以发其汗，汗之病仍不减轻；
益发其汗大汗出，但风气去湿留停；
若有风湿按法治，微微似汗得安宁。

湿家之病身虽疼，发热面黄喘不停；
头痛鼻塞而发烦，脉大饮食亦自能；
腹中尚和而无病，寒湿只中于头中；
其人之鼻所以塞，纳药鼻中自安宁。

湿家其身烦且疼，麻黄加术汤可行；
发其微汗为相宜，慎不可以用火攻。

病者一身尽觉疼，发热自然在意中；
每到日晡所时剧，此名风湿之病名；
所以得此风湿病，伤于汗出时当风；
或因久伤于取冷，麻杏薏草汤可行。

风湿之病其脉浮，身重汗出又恶风；

主用防己黄芪汤，服后如虫行皮中。

伤寒至于八九日，风湿相搏身体疼；
烦来不能自转侧，不呕不渴无里证；
其脉浮虚而涩者，桂枝附子汤可行；
若大便坚小便利，去桂加术汤可行。

风湿相搏骨节疼，烦来只觉掣着痛；
甚至不得以屈伸，近之则又加剧痛；
汗出短气小便滞，不欲去衣因恶风；
或有身觉微肿者，甘草附子汤可行。

太阳中暍亦发热，恶寒身重而疼痛；
其脉弦细并扎迟，小便已了其毛耸；
毛耸之状洒洒然，所以手足又逆冷；
小劳身热口即开，前板齿间燥气冲；
若发其汗恶寒甚，若加温针热发凶；
若数下之则淋甚，知所当戒治法明。

太阳中暍身热疼，其脉微细如羽轻；
此因夏月伤冷水，冷水行于皮层中；
主用一物瓜蒂汤，去滓顿服一扫清。

太阳中热即是暍，汗出恶寒病不轻；
身热而渴如何治，白虎人参汤主用。

金匮要略浅歌卷二

百合狐惑阴阳毒病证治第三

病有名为百合病，百脉一宗悉致病；
意虽欲食不能食，口虽欲言默无声；
欲卧而又不能卧，欲行懒而不能行；
饮食或亦有美时，或不欲闻食臭肴；
如寒无寒热无热，口苦小便色赤红；
得药吐利即增剧，变幻如真有神灵；
身形如和而不和，其脉微数总可凭；
每遇溺时头必痛，六十日愈复和平；
若是溺时头不痛，四十日愈复和平；
溺时若快但头眩，二十日愈复和平。

此病或未病而预见，或四五日而出生；
或二十日或一月，见则随证治其病；
见于发汗之后者，百合知母汤主用；
见于下之之后者，百合滑赭汤主用；
见于吐之之后者，百合鸡子汤主用。

病有不经汗吐下，其病仍然如初形；
医者遇此如何治，百合地黄汤主用。

一月不解变成渴，百合洗方主张用；

百合病渴不瘥者，栝楼牡蛎散主用。

百合病变发热者，百合滑石散主用。

百合病见于阴者，阳法救之是为正；
百合病见于阳者，阴法救之是为正。

见阳攻阴发其汗，此之为逆戕其生；
见阴攻阳复下之，此亦为逆戕其生。

狐惑病状如伤寒，目不得闭却欲眠；
虫体虽小为害大，能使起卧皆不安；
蚀于喉者则为惑，狐则蚀于阴部间；
不欲饮食恶闻臭，面目颜色变多端；
乍赤乍黑还乍白，病者岂不很可怜；
蚀于上部则声嗄，甘草泻心汤可瘥；
蚀于下部则咽干，苦参汤方洗之瘥；
蚀于肛者如何治，雄黄熏之亦可瘥；
惑字确是蜮字误，心字似虫见古篆。

病者之脉独见数，虽不发热却微烦；
默默不语但欲卧，汗出不知所以然；
初得之时三四日，目色发赤如鸠眼；
至七八日四眦黑，若能食者饭量添；
病到此时脓已成，赤豆当归散可瘥。

阳毒之病其面赤，绵纹斑斑咽喉痛；
甚而至于吐脓血，五日可以救生命；
待至七日不可治，升麻鳖甲汤可行；
阴毒之病面目青，身如被杖咽喉痛；
若至七日不可治，五日尚可救生命；
仍主升麻鳖甲汤，减去蜀椒与明雄。

疟病脉证并治第四

寒热往来有定时，此是疟病脉自弦；
其弦数者是多热，其弦迟者是多寒；
弦小紧者下之瘥，弦迟温之可以瘥；
发汗针灸治弦紧，弦而浮大吐之瘥；
弦数知为风所发，饮食消息止其弦。

疟病一日一发作，至十五日当可瘥；
不瘥月尽当可解，如仍不瘥向师言；
师云此结为癥瘕，名为疟母已久传；
此病自当急治之，龟甲煎方造成丸。

阴气孤绝阳气发，热而少气却烦冤；
手足发热又欲吐，名曰瘅疟热不寒；
邪气内藏于心中，其外舍于分肉间；
令人消烁其肌肉，瘦骨如柴亦可怜。

又有温疟其脉平，其身但热而无寒；
骨节烦疼时发呕，白虎桂枝汤可痊。

疟有少热多寒者，名曰牡疟亦久传；
医者如遇此等病，主用蜀漆散可痊。

中风历节病脉证并治第五

中风之病甚可怜，半身不遂是当然；
但臂不遂此为痹，脉微而数中风然。

寸口之脉浮而紧，浮则为虚紧为寒；
虚寒二者两相搏，其邪在于皮肤间；
浮者血虚脉络空，贼邪左右在留恋；
邪气反缓正气急，正气引邪一串联；
口目喎僻皆不遂，经络脏腑相殊悬；
若是其邪在其络，肌肤不仁感觉难；
若是其邪在于经，筋骨重滞多迟缓；
若是其邪在于腑，即不识人在面前；
若是其邪在于脏，舌即难言口吐涎；
侯氏黑散治大风，四肢烦重心中寒。

寸口之脉迟而缓，缓则为虚迟为寒；
沉缓之脉是亡血，中风之脉浮而缓；
若是邪气中于经，身痒瘾疹皮肤间；

心气不足邪入中，胸满之外气又短；
清热除风风引汤，此方并治瘫与痫。

更有防己地黄汤，专治其病如狂状；
妄行独语不休止，无热脉浮宜此方。

附子一枚盐等分，此名头风摩散方；
外摩之法无他弊，治偏头风妙无疆。

寸口之脉沉而弱，沉即主骨弱主筋；
沉即为肾弱为肝，汗出入水水伤心；
历节发痛黄汗出，此是历节病之因；
历节先取趺阳脉，脉浮而滑已详诊；
滑则是为谷气实，浮则汗出自浸浸；
历节再取少阴脉，脉浮而弱辨别真；
弱则是为血不足，浮则为风无待论；
风血相搏必疼痛，疼痛如掣更呻吟；
肥盛之人脉涩小，短气呼吸自不匀，
其汗自出历节疼，甚至不可以屈伸；
此皆好饮酒之过，汗出当风是真因。

各处肢节皆疼痛，全体尪羸病人身；
脚肿如脱头又眩，气短欲吐状温温；
桂枝芍药知母汤，主用此方妙如神。

味酸病肝则伤筋，筋伤则缓失作用；

15

味咸病肾则伤骨，骨伤则痿不能行；
荣气涸流而不通，卫气不能以独行；
荣卫俱微生阻碍，三焦失去统御能；
四肢因而皆断绝，身体羸瘦难安宁；
独有其足肿且大，汗出色黄胫常冷；
假令再用发其汗，即此便为历节病；
历节疼痛难屈伸，乌头汤方主张用。

历节之病似脚气，矾石汤治脚气病。

金匮要略浅歌卷三

血痹虚劳病脉证并治第六

尊荣之人血痹病，其骨则弱肌肤盛；
重因疲劳汗即出，嗜卧不时常摇动；
如被微风随得之，脉自微涩寸口中；
关上小紧宜针引，脉和紧去自安宁。

血痹之脉分阴阳，阴阳俱见微涩象；
亦有寸口关上微，独有尺中小紧象；
外证身体皆不仁，其病如同风痹状；
主用黄芪与桂枝，此方名为五物汤。

男子平人其脉大，脉大为劳内有伤；
其脉极虚亦为劳，此为虚劳之大纲。

男子面色见浅薄，必主口渴及血亡；
卒然喘悸其脉浮，便知里虚成孤阳。

男子脉虚沉而弦，身无寒热纯内伤；
短气里急小便滞，面色直白而不黄；
随时目瞑兼见衄，少腹满则是伤阳；
劳而阴虚之为病，其脉则见浮大象；
手足觉烦春夏剧，秋冬之时少瘥强；

虚则阴寒精自出，酸削痿枯不能行；
男子脉浮弱而涩，精气清冷无子郎。

少腹弦急失精家，阴头自寒目必眩；
发落脉极虚芤迟，清谷亡血是必然；
脉得诸芤动微紧，男子之精难保全；
女子梦中必有交，桂枝龙蛎汤可痊。

男子平人喜盗汗，脉必细微而虚空；
年五六十其脉大，痹病即在侠背行；
肠鸣马刀侠瘿者，皆为劳而得此病；
脉沉小迟名脱气，喘渴不敢以疾行；
手足逆寒腹又满，甚则溏泻食必停；
脉弦为减大为芤，弦减芤虚革脉名；
妇人半产或漏下，男子亡血与失精。

虚劳之病多里急，为悸为衄腹中痛；
手足烦热四肢酸，咽干口燥梦失精；
此病究应何法治，汤方主用小建中；
虚劳里急诸不足，黄芪加入小建中。

虚劳之人多腰痛，小腹拘急不安宁；
更有小便不利者，八味肾气丸可行。

虚劳内外诸不足，又加风气百疾病；
补散兼用恐驳杂，唯有薯蓣丸可行。

18

虚劳虚烦不得眠，酸枣仁汤可以行；
内加知母与甘草，还有川芎与茯苓。

五劳之病虚已极，一身羸瘦不健康；
腹满不能以饮食，食伤饮伤房室伤；
忧劳饥伤伤有六，经络营卫气皆伤；
内有干血不滋润，肌肤甲错已显亮；
面目皆黑而发暗，缓中补虚为正当；
主用大黄䗪虫丸，治干血劳是妙方；
附方千金治虚劳，选用是炙甘草汤；
附方肘后治虚劳，选用獭肝散药方。

肺痿肺痈咳嗽上气病脉证第七

问有热在上焦者，因咳而为肺痿病；
究竟此病从何得，请求仲师说详明；
师云或有从汗出，或从呕吐消渴症；
小便利数或便难，又被快药下利成；
总因重亡津液故，所以得此肺痿病；
又问寸口之脉数，其人咳嗽不绝声；
见有浊唾与涎沫，为何反出于口中；
师云既已成肺痿，若无浊唾涎沫病；
但见辟辟燥咳者，胸中隐隐即作痛；
其脉反而见滑数，咳唾脓血为肺痈；

脉数而虚为肺痿，数而实者为肺痈。

病有咳逆而脉之，何以知此为肺痈；
当有脓血吐则死，其脉何类请讲明；
师云寸口脉微数，数则为热微为风；
微则汗出数恶寒，病又关系卫与营；
呼气不入风中卫，吸而不出热过营；
风之所伤在皮毛，热则伤于血脉中；
风舍于肺其人咳，口干胸满喘不停；
咽燥不渴多浊沫，时时振寒感觉冷；
热之所过血凝滞，蓄结肺间成痈脓；
吐如米粥尚可救，脓成则死难逃生。

上气之人面浮肿，摇肩出息气但升；
其脉浮大即不治，若加下利病更凶。

上气之人喘而躁，知此是为肺胀病；
欲乘风势作风水，但发其汗即安宁。

肺痿之病吐涎沫，终日不闻有咳声；
其人不渴必遗尿，小便频数难久停；
所以然者上焦虚，不能制下为肺冷；
其头必眩涎唾多，甘草干姜汤可行；
若服此汤反渴者，便是属于消渴病。

人有咳而上气者，喉中常作水鸡声；

主用射干麻黄汤，分温三服便安宁。

咳逆上气时吐浊，但得直坐眠不成；
皂荚丸如梧子大，每服三丸庆更生。

若有咳而脉浮者，厚朴麻黄汤可行；
若有咳而脉沉者，泽漆汤方可以行。

又有火逆上气者，如有物碍咽喉中；
止逆下气用何药，汤方主张麦门冬。

肺痈喘而不得卧，葶枣泻肺汤可行。

咳而胸满又振寒，脉数是有风热壅；
其咽虽干却不渴，时出浊唾臭又腥；
久久吐脓如米粥，此时肺痈已告成；
主用桔梗与甘草，此汤名之曰桔梗。

咳而上气为肺胀，其人大喘而不停；
目如脱状脉浮大，越婢半夏汤可行。

肺胀咳而又上气，烦躁而喘且不停；
脉浮心下有水气，加石膏汤小青龙。

金匮要略浅歌卷四

奔豚气病证治第八

病有奔豚有惊怖，又有火邪有吐脓；
因何得此四部病，原始发作皆从惊。

奔豚病从少腹起，向着咽喉直上冲；
发作欲死复还止，得病皆是从惊恐。

奔豚逆气上冲胸，其腹亦必感觉痛；
寒热往来无定时，奔豚汤方最为灵。

发汗之后复烧针，令其再汗解苦痛；
针处被寒起赤核，因此必发奔豚病；
气从少腹上至心，灸其核上一壮行；
再与桂枝加桂汤，解外泻内自安宁。

发汗之后心下悸，其人欲作奔豚病；
桂枝甘草大枣汤，此方主要在茯苓。

胸痹心痛短气脉证并治第九

脉取太过与不及，阳微阴弦即痹痛；

所以然者责极虚，阳脉虚是上焦病；
阴中之脉又见弦，所以胸痹又心痛；
平人无寒亦无热，呼吸之间亦匀称；
忽然短气不足息，知此是实非虚病。

胸痹之病必短气，喘息咳唾胸背痛；
寸口之脉沉而迟，关上小紧数不停；
栝楼薤白白酒汤，此方专治胸痹症；
胸痹之病不得卧，心痛彻背病不轻；
仍主栝楼薤白汤，再加半夏多半升。

胸痹更加心中痞，客气不去结在胸；
胸痹之外又见满，胁下逆气抢心中；
枳实薤白桂枝汤，或人参汤亦可行；
胸痹胸中气阻塞，呼吸短气不安宁；
茯苓杏仁甘草汤，橘枳生姜汤亦行。

胸痹时见筋缓急，薏苡附子汤可行。

心中痞闷诸逆症，心如悬空动摇痛；
桂枝生姜枳实汤，主用此方得安宁。

心痛彻背背彻心，乌头赤石丸最灵；
附方又有九痛丸，能治九种心痛病。

23

腹满寒疝宿食病脉证治第十

胃脉微弦当腹满，若不满者必便难；
两胁疼痛虚寒气，温药服之可以痊。

病者之腹若见满，要分虚实来诊断；
按之不痛乃为虚，痛者为实下之痊；
若未经下舌苔黄，下之黄色即去完；
腹满时减复如故，当与温药治虚寒。

病者面色见痿黄，燥而不渴胸中寒；
虚寒之极反实象，利不止者难生还。

寸口之脉见弦者，胁下拘急痛难堪；
此是肝气冲犯肺，所以啬啬而恶寒。

素寒之人多喜欠，清涕出者有分辨；
若是发热色和者，必然善嚏不留寒。

中气素寒人下利，因其里虚所以然；
欲嚏反而不能嚏，故知此人中气寒。

病有腹满并发热，十日之久尚缠绵；
饮食如故脉浮数，厚朴七物汤可痊。

病人腹中有寒气，雷鸣切痛甚不安；
胸胁逆满兼呕吐，附子粳米汤可痊。

腹痛大便有闭者，厚朴三物汤可痊。

按之心下满痛者，此为实邪不待言；
实当下之用何药，大柴胡汤可以痊。

病有腹满而不减，暂时减者不足言；
治法下之为切当，大承气汤可以痊。

心胸大寒痛而呕，不能饮食腹中满；
上冲于皮突然起，似有头足在出现；
上下俱痛不可近，大建中汤可以痊。

胁下偏痛又发热，其脉紧弦此为寒；
法当温药以下之，大黄附子汤可痊。

更有寒气厥逆者，主用赤丸可以痊。

腹满其脉弦而紧，卫气不行因恶寒；
脉紧必然不欲食，邪正相搏为寒疝；
寒疝之病绕脐痛，发则白津即出焉；
手足厥冷脉沉紧，大乌头煎可以痊。

病有腹痛及胁痛，痛则里急实难堪；
当归生姜羊肉汤，主张服此可以痊。

寒疝腹痛又逆冷，手足不仁亦可怜；
若是全身皆疼痛，灸刺诸药已用全；
都不能治难抵挡，乌头桂枝汤可痊。

病有其脉弦而紧，此乃弦状如弓弦；
按之不移脉弦数，即此便当下其寒；
若脉紧大而迟者，其人心下必定坚；
脉大而紧阳有阴，故可下之使其痊。

其人病有宿食者，何以别之知其然；
寸口之脉浮而大，按之反涩见其端；
尺中亦涩为宿食，大承气汤可以痊；
更有脉数而滑者，大承气汤亦可痊。

还有下利不欲食，大承气汤能治痊。

若是宿食在上脘，吐之则宜瓜蒂散。

脉紧如转索无常，此是宿食非外感。

腹中有宿食不化，脉紧头痛如风寒；
恐人误作外感治，所以谆谆而立言。

五脏风寒积聚病脉证并治第十一

肺脏中风口燥喘，身运重冒而肿胀；
中寒则必吐浊涕，将死其脉见真脏；
浮之则虚按之弱，虚弱如同葱叶象；
其下无根必主死，此是肺受风寒伤。

肝脏中风头目眴，两胁疼痛实难当；
行则常伛背不直，令人嗜好甘味尝；
中寒两臂即不举，其舌本燥热上扬；
常善太息胸中痛，不得转侧筋有伤；
得食则吐汗自出，将死其脉见真脏；
浮之则弱按如索，去而不来失其常；
脉形屈曲如蛇行，见则必定主死亡。

肝病有名曰肝着，其人常欲蹈胸上；
他当先于未苦时，但欲求得饮热汤；
旋覆花汤治此病，内有大葱与新绛；
心脏若有中风者，翕翕发热不起床；
心中常饥欲得食，食即呕吐不安康。

心中寒者苦病心，其人常如啖蒜状；
剧者心痛彻于背，背痛彻心实难当；
譬如虫注其脉浮，脉浮自吐即健康；

27

心伤之人有劳倦，头面发赤下脱肛；
自烦发热心中痛，当脐必然要跳荡；
诊其脉象则见弦，此是心脏有所伤；
心脉将死见真脏，浮之实如麻豆样；
按之益见躁疾者，其人必定主死亡。

如同受邪而悲哭，致使魂魄不安康；
此气血少属于心，心气虚者病多样；
其人心中多畏惧，合目欲眠梦远行，
精神于此见离散，魂魄不安又多妄；
阴气衰者是为颠，阳气衰者乃为狂。

脾脏中风亦发热，翕翕如同醉人状；
腹中觉烦又觉重，目皮眴眴气不长；
浮之大坚脾将死，按之如同覆杯状；
躁疾不宁如摇者，其人必定主死亡。

趺阳之脉浮而涩，浮则为之胃气强；
涩则小便必定数，大便坚硬却异常；
病为脾约如何治，主用麻仁丸药方；
肾着之病身体重，腰冷如坐水中状；
小便自利口不渴，饮食仍然如故常；
知此是属下焦病，身劳汗出湿衣裳；
久久必然得成病，自腰以下冷痛伤；
渐而至于腹觉重，如带五千钱一样；
病到此时如何治，主用甘姜苓术汤；

肾脏将死浮之坚，按之乱如转丸象；
其象更入尺部下，气已外离故死亡。

三焦之位分三部，各部气竭各有象；
问有上焦之气竭，何以善噫请说详；
上焦受的中焦气，未和不能消谷粱；
谷气郁而不能宣，所以噫则使和畅；
下焦之气已竭者，遗溺失便前后忙；
此因中焦气不和，不能自禁却无妨；
但治中焦健脾胃，久则自然复健康。

热有在于上焦者，肺痿是因咳所伤；
热有在于中焦者，粪便结为坚实象；
热有在于下焦者，尿血是病在膀胱；
亦令淋闭致不通，大肠有寒多鹜溏；
若是有热便肠垢，此两种病属大肠；
小肠有寒亦便血，下重即是病脱肛；
若有热者必病痔，此病皆属于小肠。

病有积聚与䅽气，请问仲师说其详；
师云积者脏病也，始终不离其地方；
聚为腑病常发作，有时转移其方向；
䅽气常见胁下痛，按之愈则愈不长。

诸凡积病有大法，脉来沉细附骨上；
寸口若见此等脉，其积必在胸中藏；

此脉微出于寸口，积在喉中不待商；
此脉若出于关上，其积即在脐之旁；
上关上积在心下，微下关积少腹方；
尺中积在于气冲，左右前后各依样；
若脉两手俱见出，其积即在于中央。

金匮要略浅歌卷五

痰饮咳嗽病脉证治第十二

饮之名目闻有四，此是何说向师询；
师云痰饮与悬饮，又有溢饮与支饮。

又问四饮何为异，且听仲师分辨真；
其人素盛今日瘦，水走肠间是病因；
听之沥沥还有声，此即名之为痰饮；
饮后水流在胁下，咳唾引痛为悬饮；
饮水流行归四肢，当汗不汗留在身；
身体因而疼且重，此即名之为溢饮；
咳逆倚息不得卧，其形如肿为支饮。

心下坚筑水在心，短气恶水不欲饮；
水饮在肺吐涎沫，吐多反欲得水饮；
水饮在脾即少气，只觉身体重而沉；
水饮在肝胁下满，嚏而牵引痛难忍；
水饮在肾心下悸，即是脐下跳动甚。

人有心下留饮者，背如掌大寒冷侵；
患留饮人胁下痛，其痛引至于缺盆；
若是病者见咳嗽，留饮撤向他处巡；
人有胸中留饮者，口渴气短而不伸；

四肢历节都觉痛，留饮之人其脉沉。

饮有久留于膈上，痰满喘咳吐并臻；
发则寒热可并见，背疼腰疼难屈伸；
目泣自出身瞤剧，其人必定有伏饮；
病人饮水若过多，必暴喘满现于身；
凡有食少饮多者，亦必水停在于心；
甚者心下还见悸，微者其气短不伸；
脉双弦者属于寒，下后里虚是病因；
设若一手见弦者，此病乃是属于饮。

病痰饮者温药和，此人心下有痰饮；
胸胁反满目又眩，苓桂术甘汤可遵。

短气皆由有微饮，治其小便气自伸；
主用苓桂术甘汤，肾气丸方亦可遵。

病者脉伏欲自利，利反爽快不迟钝；
虽利心下续坚满，欲去不去是留饮；
主用甘遂半夏汤，乘势利导莫因循。

脉浮细滑为伤饮，脉弦而数有寒饮；
冬夏两时为难治，大寒大热气不温；
脉沉而弦主悬饮，又加内痛认识真；
治法主用十枣汤，此汤推陈以致新。

病溢饮者当发汗，大青龙汤可以遵；
此病须当分寒热，小青龙汤亦可遵。

病者膈间有支饮，势必发喘气不匀；
满则心下必痞坚，面色黧黑脉沉紧；
得病已至十余日，医吐下之不回春；
于此主用防己汤，虚者服之效如神；
实者三日即复发，复与不效是何因；
再加茯苓与芒硝，方去石膏留人参。

心下若有支饮者，苦冒苦眩是其人；
治法主用泽泻汤，分温再服效如神。

支饮若是胸满者，厚朴大黄汤可遵。

支饮若是不得息，葶枣泻肺汤可遵。

呕家本渴为欲解，今反不渴有支饮；
主张用小半夏汤，分温再服可回春。

腹满口舌又干燥，肠间是有水气浸；
主用己椒葶黄丸，一日三服口生津。

卒然呕吐心下痞，膈间是有水气浸；
水凌于心必眩悸，开痞之药宜辛温；
治法主用小半夏，加茯苓汤姜半斤。

33

假令瘦人脐下悸，口吐涎沫是何因；
头颠目眩此为水，五苓散方可回春。

咳家脉弦为有水，十枣汤方效如神。

有支饮家咳而烦，胸中痛者死为邻；
百日一岁不卒死，只有十枣可救人。

久嗽脉弱尚可治，实大而数必归阴；
其脉虚者必苦冒，胸中本来有支饮；
咳逆倚息不得卧，小青龙汤可回春；
青龙汤药已下咽，多唾口燥寸脉沉；
尺脉微者手足厥，气从小腹向上伸；
上冲直入胸与咽，手足必痹而不仁；
其面翕然如醉状，因复下流趋于阴；
小便甚难时复冒，苓桂甘草汤可遵。

服汤已后冲气低，更咳胸满欠精神；
再用此汤去桂枝，加上干姜与细辛；
此是专治其咳满，因为胸间有寒饮；
咳满即止更复渴，冲气复发是何因；
以为干姜是热药，况复其中有细辛；
服之当渴渴反止，火不胜水有支饮；
有支饮者法当冒，冒者必呕水气浸；
治法复当用前方，再纳半夏重半斤。

水去呕止其人肿，前方再加一杏仁；
其证本应纳麻黄，不纳因是痹病人；
逆而纳之则必厥，所以然者血虚损；
麻黄最能发其阳，用药要须更审慎。

前证若见面如醉，此为胃热向上熏；
仍用前方加大黄，利之自然病回春。

饮家先渴而后呕，此为水停在于心；
小半夏汤加茯苓，一服便复原精神。

消渴小便不利淋病脉证治第十三

厥阴之病为消渴，气上冲心心气伤；
心中觉痛又发热，虽饥不欲食膏粱；
勉强食之则作吐，下之不止仍如常。

寸口之脉浮而迟，浮即为虚迟劳伤；
虚则卫气必不足，劳则荣气竭异常。

趺阳之脉浮而数，浮即为气善发扬；
数即气盛属于火，火盛消谷大坚强；
气盛则溲必定数，溲数津少谷坚强；
坚数相搏为消渴，消渴病因已说详。

男子消渴小便多，饮与小便以斗量；
饮若一斗便亦斗，主用肾气丸药方。

脉浮小便见不利，消渴微热无大伤；
宜利小便并发汗，主用五苓散药方。

热渴多欲得水饮，水入即吐不收藏；
此病之名曰水逆，主用五苓散药方。

渴欲饮水不止者，主用文蛤散药方。

淋之为病是何样，小便如同粟米状；
小便弦急及于肾，痛引脐中不安康。

淋家不可以发汗，发汗小便出血浆。

小便如觉不利者，知有水气在膀胱；
其人若渴气不化，栝楼瞿麦丸可尝。

小便不利有三方，蒲灰丸方可先尝；
滑石白鱼散以外，还有茯苓戎盐汤。

渴欲饮水口干燥，白虎又加人参汤。

脉浮之外又发热，渴则又欲饮水浆；
小便不利如何治，此病主用猪苓汤。

金匮要略浅歌卷六

水气病脉证并治第十四

病有风水与皮水，正水石水各不同；
更有所谓黄汗者，合之共有五个名。

风水之病其脉浮，骨节疼痛并恶风。

皮水之脉亦是浮，外证则见脚面肿；
按之至于能没指，腹虽如鼓不恶风；
脏腑无病故不渴，法当发汗为之宗。

正水其脉沉而迟，外证自喘气不宁。

石水其脉亦是沉，外证不喘腹满盈。

黄汗其脉沉而迟，全身发热满在胸；
四肢头面皆见肿，久而不愈必痈脓。

病有脉浮而洪者，洪则为气浮为风；
风气两者相搏战，必然生出其他病；
风强于气为瘾疹，身体痒者为泄风；
痒的久了为痂癞，因为内边有虫生。

气强于风则为水，俯仰皆难以为情；
风气并强相维系，身体洪大而发肿；
此病汗出乃可愈，恶风则为风水病；
其人若是不恶风，小便自利亦可通；
上焦有寒口多涎，此又名为黄汗病。

寸口脉沉而滑者，是有水气在其中；
面目肿大身有热，此即名曰风水病；
诊视其人目窠上，微肿如同蚕眠形；
其状又如新卧起，时时发咳颈脉动；
按其手足陷不起，此亦名曰风水病。

大阳病脉浮而紧，法当骨节皆疼痛；
身体今反重而酸，其人不渴内无病；
若是汗出即可愈，此病亦为风水名；
另有汗后恶寒者，虚极发汗得此病。

更有渴而不恶寒，此则名为皮水病；
其证如同周痹状，全身皆肿又觉冷。

胸中窒而不能食，其人反觉聚着痛；
至暮则躁不得眠，此为黄汗病不轻。

更有其痛在骨节，咳喘不渴肺胀病；
其状如肿却非肿，发之以汗庆更生；
诸病如此可发汗，若有渴而下利证；

与有小便见数者，发汗皆在禁之中。

湿郁腠理为里水，一身面目皆黄肿；
小便不利其脉沉，所以才有此水病；
假令小便能自利，亡其津液渴发生；
主用越婢加术汤，此药服之可安宁。

胃脉当伏今反紧，本有疝瘕腹中痛；
医不温寒反下之，胸满气短不安宁。

胃脉当伏今反数，本自有热在熏蒸；
热则消谷小便数，今反不利作水病。

寸口之脉浮而迟，浮脉则为热气生；
迟脉则潜而深入，热潜相搏沉脉名。

趺阳之脉浮而数，浮脉即热之现形；
数脉即是止丁此，热止相搏伏脉名；
沉则络脉已见虚，伏则小便必难通；
虚难相搏时间久，水走皮肤为水病。

寸口之脉弦而紧，弦则卫气不能行；
其人恶寒水不流，水走肌肤肢体中。

少阴之脉紧而沉，紧脉则必感觉痛；
沉脉则当为之水，小便即难不顺通。

39

脉得诸沉当有水，身体必然肿而重；
水病其脉暴出者，此人必难以逃生。

水病目下如卧蚕，面目润泽又鲜明；
脉伏其人反消渴，病水之势是已成；
腹虽非肿格外大，小便不利难为情；
其脉沉绝为有水，可以下之济其生。

病下利后渴饮水，小便不利腹满盈；
因而为肿是何故，师云此当为水病；
若是小便得自利，汗出自愈不待攻；
心脏若是有水病，只觉少气身加重；
烦来发躁不得卧，其人阴处必定肿。

肝脏若是有水病，腹大尽是水气充；
甚至不能自转侧，胁下与腹皆发痛；
时时津液微生者，小便亦可以续通。

肺脏若是有水病，其身自然要发肿；
小便不利又觉难，大便恰与鸭溏同。

脾脏若是有水病，腹大四肢又苦重；
只觉气少小便难，其人津液亦不生。

肾脏若是有水病，腹大脐肿并腰痛；

常不得溺阴下湿，牛鼻上汗却相同；
其足逆冷不温和，其面反瘦不丰盈；
治诸水病有妙诀，师有两言要记清；
腰以下肿利小便，发汗治腰以上肿。

寸口之脉沉而迟，沉则为水之象证；
脉迟则便为之寒，寒水相搏为水肿。

趺阳之脉今见伏，水谷不化分两种；
脾气衰弱则鹜溏，胃气弱衰则身肿。

少阳之脉今见卑，细脉见于少阴经；
男子小便当不利，妇人经水必不通；
经则为血血不利，血成为水血分名。

寸口是手之三部，脉沉而数象匆匆；
数则为出是阳实，沉则为入阴结成。

趺阳是足之胃脉，今微而弦如在弓；
弦不得息气迫促，微则胃气似无形。

少阴是足之太溪，脉沉而滑水流行；
沉则为病在于里，滑在为实水结冰；
沉滑两者相搏战，血即结于胞门中；
其瘕凝聚坚不散，大经细络均不通；
由于血滞而水肿，所以定曰血分名。

病有血分水分名，且听仲师辨别清；
经水前断后病水，此即名曰血分病；
其人若是得此病，必为难治病不轻；
经水后断先病水，此即名曰水分病；
医者若是遇此病，治之最易于见功；
究竟何以知此故，去水其经自然通。

问有病者已苦水，面目身体四肢肿；
小便已觉其不利，医者脉之诊察清；
病人不言其苦水，反而但言胸中痛；
气上冲咽如炙肉，自当微咳喘不停；
审如师言脉何类，仲师对此说分明；
寸口之脉沉而紧，沉为积寒之象证；
沉紧两者相搏战，水寒结在关元中；
始微年盛尚不觉，阳衰干犯卫于营；
阳损阴盛寒微动，结久肾气即上冲；
咽喉因而即噎塞，胁下亦觉其急痛；
以为留饮大下之，病气不去病根萌；
医复重加以吐之，胃家虚损烦气生；
其咽发躁欲饮水，小便亦觉不利通；
水谷入胃亦不化，面目手足皆浮肿；
与葶苈丸下其水，当时似觉稍微轻；
饮食过度肿如前，胸与胁间加苦痛；
察其病象若奔豚，水气扬溢势甚凶；
时则咳嗽又喘逆，治者先向冲气攻；

令冲气止再治咳，咳止其喘自安宁；
先治冲气咳喘病，水气之病当后攻。

风水之病其脉浮，身重汗出又恶风；
主用防己黄芪汤，再加芍药治腹痛。

风水恶风一身肿，脉浮不渴无里证；
续自汗出无大热，越婢汤方可以行。

皮水为病四肢肿，水气只在皮肤中；
四肢聂聂微动者，主防己汤加茯苓。

里水越婢加术汤，甘草麻黄汤亦行。

水之为病脉沉小，此病属于少阴经；
浮者则便为风水，无水虚胀为气病。

水病发其汗即已，脉沉则当温其经；
温经麻黄附子汤，脉浮杏仁汤最灵。

厥逆不顺皮水病，蒲灰散方可以行。

黄汗之病身体重，发热汗出渴发生；
状如风水汗沾衣，色黄乃与蘗汁同；
诊察其脉自见沉，何从而得此种病；
师云汗出入水浴，水从汗孔入其中；

主用芪芍桂酒汤，此方苦酒只一升。

黄汗之病两胫冷，发热属于历节病；
食已汗出暮盗汗，此种热气责在荣；
若汗出已反发热，身必甲错如鳞形；
若是发热不止者，势必至于恶疮生；
身重汗出辄轻者，身必眴眴胸中痛；
腰以上汗下无汗，腰必感觉髋弛痛；
如有物在皮中状，剧者不食身疼重；
小便不利心烦躁，如此在为黄汗病；
主桂枝加黄芪汤，治黄汗病最为灵。

寸口之脉迟而涩，迟则为寒病在荣；
涩者其病在于卫，无以濡血血不充；
趺阳之脉微而迟，微则知其气不充；
迟则便知其为寒，寒凝气血手足冷；
冷则荣卫皆不利，因而腹满与胁鸣；
客寒相逐气随转，膀胱俱劳卫与荣；
阳气不通即身冷，阴气不通即骨疼；
阳独前通则恶寒，阴独前通痹病生；
阴阳若是能相得，其气乃可以通行；
大气一转其气散，实则大便矢气通；
虚则小便必遗溺，所以有此气分名。

病在气分心下坚，边如旋杯大如盘；
桂甘姜枣麻辛附，主用此汤可以痊。

更有水饮心下坚，边如旋杯大如盘；
此病主用枳术汤。

金匮要略浅歌卷七

黄疸病脉证并治第十五

寸口之脉浮而缓，缓则为痹浮为风；
痹者非若中风证，四肢亦不苦烦痛；
病入于脾色必黄，瘀热所以向外行。

跌阳之脉紧而数，数则为热气蒸腾；
热则最易于消谷，紧则为寒食满盈。

尺脉浮为风伤肾，跌阳脉紧伤脾经；
风热寒湿两相搏，食谷即眩谷气停；
胃中苦浊气下流，小便亦因而不通；
太阴脾经受其寒，客热流于膀胱经；
所以身体色尽黄，此病便曰谷疸名。

病者额上色见黑，汗出甚微不显明；
手中足中都发热，至薄暮时即发生；
膀胱于此情必急，小便自能利而通；
此即名曰女劳疸，腹如水状难逃生。

心中懊恼常发热，口不能食腹空空；
时时常觉欲吐者，此即酒疸之病名。

阳明之病脉见迟，食难用饱以养生；
饱则发烦头眩晕，小便必难而不通；
此病势欲作谷疸，下之腹满如故恒；
欲知此病所以然，脉迟因是寒气生。

酒黄疸病属上焦，小便亦必定不通；
其候心中常发热，足下热者是其证。

酒黄疸者或无热，其言了了以心靖；
腹满欲吐鼻又燥，脉浮当先吐其病；
脉有见沉而弦者，当先下之以为攻；
若是酒疸心中热，欲吐吐之庆更生。

酒疸之病误下之，久久必为黑疸病；
心中如啖蒜荠状，其面色黑目发青；
皮肤爪之亦不仁，大便纯正黑色呈；
其脉浮中又带弱，虽黑微黄知之清。

黄疸之病心发热，烦渴口燥胸满盈；
始因以火劫其汗，两热相搏得此病；
黄家皆从湿得之，一身尽热黄病成；
肚热是热在于里，法当下之以为宗。

脉沉而渴欲饮水，小便不利发黄病。

腹满其舌痿而黄，躁不得睡属黄病。

黄疸病愈有定期，以十八日为告成；
治以十日即当瘥，反剧即为难治病。

疸而渴者为难治，不渴可治疸病轻；
发于阴部必兼呕，阳部振寒热发生。

谷疸之病寒热作，作时则觉食不成；
勉强食之头发眩，心胸亦觉不安宁；
久久身面必发黄，此即为之黑疸病；
治法主用茵陈汤，此方服之最为灵。

黄家薄暮发寒热，此为女劳得之病；
膀胱必急少腹满，其身尽是黄色呈；
独有额上见黑色，足下特别热发生；
全身将欲作黑疸，腹胀如同水状形；
大便必黑而时溏，此即为之女劳病；
切莫认为是病水，腹若满者难以攻；
主用硝石矾石散，和入大麦粥汁中。

酒疸心中多懊恼，甚者或觉其热痛；
主用栀子大黄汤，分温三服即安宁。

诸凡病属于黄家，但利小便为上工；
假令脉浮当汗解，桂枝加黄芪汤行。

诸凡病属于黄家，猪发膏煎亦可行。

黄疸之病两解法，茵陈五苓散可行。

黄疸之病其腹满，小便不利赤色呈；
若自汗出为表和，里实当以下为宗；
宜用大黄硝石汤，除满去实最为灵。

黄疸小便色不变，但欲自利腹满盈；
喘则不可以除热，热除必闻有哕声；
哕者主小半夏汤，此治黄疸之虚证。

诸黄腹痛而呕者，宜柴胡汤治呕痛；
男子病黄小便利，当与虚劳小建中。
哕，有声无物也；呕，有物有声也；
吐，有物无声也。

惊悸吐衄下血胸满瘀血病脉证第十六

寸口之脉动而弱，弱则为悸动为惊。

尺浮目睛晕而黄，衄尚未止热上升；
晕黄已去目睛慧，便知其衄今必停。

从春至夏之衄者，此衄属于太阳经；

从秋至冬之衄者，此衄是属于阳明。

衄家不可以发汗，汗出额上必陷坑；
脉若紧急目直视，目不能眴眠不成；
病人之面无颜色，身无寒热外无病；
脉沉弦者必出衄，脉浮而弱如漂萍；
以手按之即将绝，其人下血可断定；
若是发烦而咳者，上必吐血病不轻；
吐血咳逆兼上气，脉数是有热发动；
若至夜间不得卧，此人必难以逃生。

酒客咳者必吐血，极饮过度所造成。

寸口之脉弦而大，弦则为减大为芤；
减则为寒芤为虚，虚寒相搏革脉名；
妇人半产或漏下，男子是为亡血病；
亡血不可以发表，汗出寒栗而振动。

病人之胸感觉满，唇痿其舌又发青；
口燥但漱水不咽，无寒无热如平生；
诊察其脉微而大，脉来迟迟缓其行；
腹本不满言我满，其人为有瘀血病。

病者如同有热状，烦满口燥渴发生；
诊察其脉反无热，此为阴在伏藏中；
阴伏即是为瘀血，法当下之以济生，

治火邪有救逆汤，桂枝汤方仍采用；
此汤必先除芍药，再加蜀漆与蛎龙。

心下悸者用何药，半夏麻黄丸可行。

病有吐血不止者，柏叶汤方亦可行。

先便后血为远血，黄土汤方可以行。

先血后便为近血，赤豆当归散可行。

心气不足致吐血，泻心汤方可以行。

金匮要略浅歌卷八

呕吐哕下利病脉证治第十七

呕家痈脓莫治呕，脓尽自愈复和平；
若有先呕却渴者，此为欲解之情形；
先渴却呕属饮家，因为水在心下停；
呕家本渴今不渴，心下是有支饮病。

病人脉数数为热，消谷引当饮称能；
其人反而尽吐者，此是何说请解明；
师云过用发其汗，阳微膈气虚不充；
其脉乃数为客热，不能消谷胃虚冷；
又有脉弦亦为虚，胃气无余不充盈；
朝日虽食暮即吐，变为胃反病不轻；
寒在于上医下之，令脉反弦故虚名。

寸口之脉微而数，微则无气虚其荣；
荣虚则血已不足，血已不足胸中冷。

趺阳之脉浮而涩，浮则为虚而不充；
涩为伤脾不消磨，朝食暮吐病不轻；
暮食朝吐谷不化，胃反因此而得名；
其脉若是紧而涩，病即难治不见功。

病人若是欲吐者，不可以用下药攻。

哕虽在上而腹满，视察前后之情形；
却知何部在不利，以药利之则亨通。

若是呕而胸满者，吴茱萸汤主张用。

头痛干呕吐涎沫，吴茱萸汤可以行。

呕而肠鸣心下痞，半夏泻心汤可行。

病有干呕下利者，芩夏姜汤姜用生。

呕吐食谷不得下，小半夏汤可以行。

呕吐饮病在膈上，吐后思饮水一升；
于此知其病已解，急当与之以济生；
若未呕吐先思水，主用散方名猪苓。

呕而脉弱小便利，身有微热见厥证；
上下俱脱为难治，四逆汤方主张行。

呕而不厥发热者，小柴胡汤可以行。

病有胃反呕吐者，大半夏汤可以行。

病有食已即吐者，大黄甘草汤可行。

胃反之病皆呕吐，此人之吐尚未停；
竟然发渴欲饮水，泽泻汤方首茯苓。

吐后渴欲得水饮，此人贪饮不休停；
文蛤汤方可以治，兼主脉紧与头痛。

干呕吐逆吐涎沫，半夏干姜汤可行。

病人寒邪结胸中，似喘不喘难形容；
似呕似哕不呕哕，心中愦愦昏不明；
无可奈何难言状，姜半夏汤姜用生；
干呕与哕手足厥，橘皮汤方姜用生。

胃虚有热作哕逆，橘皮竹茹汤可行。

六腑之气绝于外，手足发寒气上冲；
病人脚下无阳气，脚缩不能以步行；
五脏之气绝于内，下利不禁势难停；
甚者手足即不仁，阳气不能以运行。

下利脉见沉弦者，其人必至于下重；
脉若大者为未止，微弱数者欲自停；
邪去正复身发热，热必自己复和平；
下利手足又厥冷，脉中阳气无以充；

灸之其冷不见温，脉亦不还多主凶；
其人反而微加喘，病至于此难逃生；
若是少阴负跌阳，其证为顺尚亨通。

下利有微热而渴，脉弱自愈复和平。

下利脉数有微热，汗出自愈可安宁；
设若其人脉见紧，此为未解仍须攻。

下利脉数渴自愈，不瘥必然清血脓；
如欲知其所以然，因里有热尚未清。

下利其脉反见弦，发热身汗自和平。

下利矢气不已者，当利小便以为攻。

下利寸脉反浮数，尺涩必然清血脓。

下利清谷莫攻表，汗出必再见满证。

下利其脉沉而迟，面色少赤略近红；
虽然身觉有微热，下利清谷尚未停；
郁冒汗出而可解，病人微厥必发生；
所以然者面戴阳，下虚所以有此病。

下利之后脉竟绝，手足亦觉厥而冷。

晬时脉不还者死，脉还手足温者生。

下利之后腹胀满，身体亦觉甚疼痛；
先温其里后攻表，治法当分先后层；
温里最宜四逆汤，桂枝汤是向表攻；
下利三部脉皆平，按之心下反坚硬；
有此见证急应下，大承气汤宜进攻。

下利脉迟滑为实，利证仍是未欲停；
有此脉象急应下，宜大承气以为攻。

下利本来已见瘥，至于年月复发生；
前病未尽仍当下，宜大承气以为攻。

下利之脉反滑者，当有所去以为宗；
有此脉象下乃愈，宜大承气以为攻。

下利谵语有燥屎，小承气汤可以攻。

下利有便脓血者，主用桃花汤进攻。

热利至有下重者，白头翁汤可以攻。

下利之后乃更烦，心下濡者无他病；
此烦当知为虚烦，栀子豉汤可以攻。

病有下利清谷者，此是里寒外热证；
汗出而厥内外格，通脉四逆可以通。

下利亦有肺部痛，紫参汤方最为灵。

气利即是放屁病，诃黎勒散最为灵。

疮痈肠痈浸淫病脉证并治第十八

诸浮数脉当发热，反而洒淅恶寒证；
其人设若有痛处，知此必当发其痈；
师云诸痈发见肿，欲知有脓与无脓；
但以手按肿之上，热者有脓否无脓。

肠痈之病有何象，其身甲错如鳞生；
腹皮虽急按之濡，腹无积聚外如肿；
身虽无热脉见数，此为肠内有痈脓；
薏苡附子败酱散，此方专治小肠痈。

肿痈少腹肿而痞，按之即如淋证痛；
小便仍见其自调，热气时时在发生；
其汗自出复恶寒，脉迟紧者脓未成；
可以下之令消散，大黄牡丹汤可行；
脉洪数者脓已成，不可再用下药攻。

寸口脉浮微而涩，法当发见亡血证；
若有汗出不汗出，问者不知求说明；
师云其人身有疮，被刀斧伤亡血证；
凡有一切金疮病，散方主王不留行。

疮以排脓为主要，散汤两方有桔梗。

浸淫之疮发于口，流向四肢为可攻；
从四肢流来入口，治之必难于见功；
黄连一味制成粉，外敷内服皆可行。

趺蹶手指臂肿转筋阴狐疝蛔虫病脉证治第十九

得病因趺而致蹶，其人但能以前行；
不能后却当刺腨，此是伤于太阳经。

手指臂肿常摇动，身体𥆧𥆧动不停；
主用藜芦甘草汤，此方未见仅留名。

转筋之病臂脚直，脉见微数上下行；
若是转筋入腹者，鸡屎白散主张攻。

病有阴狐疝气者，偏有大小之不同；
有时而上有时下，蜘蛛散方可以行。

病有腹痛有虫痛，其脉何以辨别清；
师云腹痛脉当沉，弦而洪大是蛔虫。

蛔虫病令人吐涎，亦有令人心中痛；
发时毒药不能止，甘草粉蜜汤能攻。

蛔厥其人当吐蛔，今病者静时复烦；
此为脏寒蛔入膈，所以其人烦生焉；
须臾复止得食呕，其人又见发生烦；
蛔闻食臭便出动，其人吐蛔是当然；
师有治蛔之妙方，其药即是乌梅丸。

金匮要略浅歌卷九

妇人妊娠病脉证第二十

妇人之脉得和平，阴脉小微见弱形；
其人发渴不能食，无寒无热妊娠名；
温凉补泻皆不宜，唯主桂枝汤可行；
于法受孕六十日，胎成当有此种病；
设有医者误治之，一月吐泻病加增；
仲师明言以告人，禁绝医药自安宁。

妇人宿有癥痼病，经断未及三月终；
忽然漏下竟不止，胎即在于脐上动；
此系癥痼之为害，并非关于胎之病。

妊娠应按六月计，前三月中查其经；
经水顺利若应时，于此知是胎气动；
断后三月下血者，于此乃知是呕病；
所以下血不止者，因为其人宿有癥；
癥当下之用何药，丸方桂枝加茯苓。

妇人怀妊六七月，脉弦发热以表证；
其胎愈觉分外胀，腹中恶寒而且痛；
少腹又如被扇状，知是子脏开受冷；
治法当即温其脏，附子汤方主张行。

妇人常有漏下病，有因半产下血病；
假令妊娠而下血，其人腹中必然痛；
此为胞阻其气血，胶艾汤方可以行；
孕妇腹中觉疼痛，当归芍药散可行。

妊娠呕吐不止者，干姜参夏丸可行。

妇人妊娠小便难，饮食依然如故恒；
当归贝母苦参丸，此方可以主张行。

妇人妊娠有水气，小便不利觉身重；
起即头眩并恶寒，散主葵子与茯苓。

妇人妊娠常服药，当归散方主张行；
妊娠伤胎必须养，白术散方最和平。

妇人所有伤胎病，多因怀身腹满盈；
不得小便感觉难，腰重如有水状形；
怀身已有七越月，太阴当养胎儿生；
当养不养心气实，当刺关元及劳宫；
刺后小便得顺利，胎伤之人自安宁。

妇人产后病脉证治第二十一

新产妇人有三病，一者其病即是痉；
二者其病是郁冒，三者大便难之病；
问者不知是何说，且听仲师辨别明；
新产血虚多汗出，因喜中风故病痉；
亡血复汗寒气多，郁冒之病所以生；
亡其津液致胃燥，故有大便难之病；
产妇多有郁冒病，其脉微弱虚其中；
所以发呕不能食，大便反而见坚硬；
但头汗出何以故，血虚而厥冒病生；
冒家欲解必大汗，血虚下厥又发生；
孤阳上出无阴辅，所以头部汗溶溶；
产妇所以喜汗者，亡阴血虚阳独盛；
呕不能食大便坚，小柴胡汤可以行。

郁冒病解而能食，至七八日热发生；
医者知此为胃实，宜大承气以为攻。

产后腹中觉疞痛，归姜羊肉汤可行；
此汤并治寒疝病，虚劳不足亦最灵。

妇人产后有腹痛，又见烦满卧不成；
主用枳实芍药散，服后即可见安宁。

腹痛已服枳芍散，假令不愈何药攻；
此为腹中有瘀血，着于脐下所以痛；
下瘀血汤最为宜，经水不利亦可通。

妇人产后七八日，并无太阳各种症；
恶露若有不尽者，少腹必觉其坚痛；
烦躁发热不大便，切之以脉微实证；
其人若更倍发热，日晡烦躁不安宁；
不食食则见谵语，至夜即愈病见轻；
宜大承气以攻之，莫拘产后凉药冰；
阳明之热因在里，少腹之结膀胱经。

产后中风久不解，有热恶寒头微疼；
其人只觉心下闷，干呕汗出不安宁；
阳疸病久仍续在，与阳旦汤以为宗。

产后中风又发热，面色正赤是统红；
其人头痛又发喘，竹叶汤方可以行。

妇人乳汁去过多，中虚烦乱呕逆生；
安中益气用何药，竹皮大丸可以行。

产后下利必虚极，加草胶汤白头翁。

附方金匮阙不载，千金外台却载明；
一方三物黄芩汤，一方当归建中名；

63

两个汤方皆稳妥，都云出自金匮中；
千金三物黄芩汤，治妇人在草蓐中；
自去衣被感风邪，四肢烦热头觉痛；
与柴胡汤以解之，热退烦去头痛轻；
若头不痛但烦者，主用此汤以为攻。

内补当归建中汤，主治虚赢不足证；
腹中刺痛若不止，吸吸少气不安宁；
若是少腹痛而急，引至腰背饮食停；
在此产后一月间，服四五剂气血充。

妇人杂病脉证治第二十二

妇人中风七八日，发作之时却有定；
若是经水适断者，此为热入血室证；
血为邪阻必然结，小柴胡汤主张攻。

妇人伤寒即发热，经水来时又适逢；
昼日明了暮谵语，如见鬼状与神灵；
此为热入血室证，治法须要加慎重；
无犯胃气上二焦，必然自愈复和平。

妇人中风发寒热，经水来时又适逢；
得病已过七八日，热除脉迟身和平；
胸胁满如结胸状，谵语神气不清明；

此为热入血室证，当刺期门即安宁。

下血谵语阳明病，此为热入血室证；
但见头上有汗出，当刺期门以为攻；
医随其实而泻之，濈然汗出即安宁；
妇人咽中如炙脔，半夏厚朴汤可行。

妇人脏燥欲悲哭，如有神灵之所凭；
其人又数翻欠伸，甘草大枣汤可行。

妇人时常吐涎沫，医反下之添痞证；
先治涎沫止其吐，汤方主用小青龙；
涎沫已止治其痞，泻心汤方要主用。

妇人之病约有三，因虚结气与积冷；
为诸经水之断绝，无论初发与久生；
寒气积结于胞门，伤久经络必坚凝；
病在中焦盘结久，绕脐寒疝疝气痛；
或为两胁之疼痛，与脏相连亦发生；
或郁久而结为热，其痛在于关元中；
脉数身热却无疮，肌肤干燥鱼鳞生；
有时或着于男子，非只女子一身病。

病若在下证未多，经候不匀阴掣痛；
少腹恶寒引腰脊，下根气街气急冲；
下至膝胫亦疼烦，奄忽眩冒厥颠同；

或有忧惨悲多嗔，此皆带下非神灵。

久在羸瘦，脉虚多寒；
三十六病，千变万端；
审脉阴阳，虚实紧弦。
行其针药，治危得安；
其虽同病，脉各异源；
子当辨记，勿谓不然。

妇人之年五十所，病利数十日不停；
每到日暮即发热，少腹里急难为情；
腹满手掌又发热，唇口干燥是何病；
此病属于带脉下，曾经半产瘀血停；
唇口干燥证可知，主温经汤温其经。

带下经水觉不利，少腹满而又发痛；
经于一月再见者，土瓜根散主张攻。

妇人寸脉弦而大，弦则为减大为芤；
减则为寒芤为虚，虚寒相搏革脉名；
不是半产即漏下，旋覆花汤主张攻。

妇人常有陷经病，其血漏下不能停；
甚至色黑亦不解，主胶艾汤姜用生。

妇人少腹满如敦，小便微难无渴证；

水血俱结在血室，大黄甘遂汤可行。

妇人经水不利下，抵当汤方可以攻。

妇人经水闭不利，子脏至有坚癖情；
下中不止有干血，其他白物亦分明；
治法主用矾石丸，炼蜜为丸纳脏中。

妇人六十二种风，腹中血气刺诸痛；
其他腹中诸疾痛，当归芍药散主用；
更有小建中汤方，亦治妇人腹中痛。

问有妇人得了病，饮食一如平时同；
烦来发热不得卧，反倚息者是何病；
此名转胞不得溺，胞系了戾致此病；
治法但当利小便，肾气丸药主张攻。

妇人阴中有湿寒，治法自当温其中；
坐药有蛇床子散，白粉和合纳其中。

少阴之脉滑而数，有疮即生于阴中；
阴中蚀疮若烂者，狼牙汤方洗之灵。

妇人胃气有下泄，阴吹喧然而有声；
此病是为谷气实，主张膏发煎药攻。

小儿疳虫蚀齿方，雄黄葶苈方可攻。

67

第二部分　汤方

金匮汤方目录

防己地黄汤　头风摩散

桂枝芍药知母汤　乌头汤

矾石汤

血痹虚劳病

黄芪桂枝五物汤　桂枝龙骨牡蛎汤

天雄散　小建中汤

黄芪建中汤　八味肾气丸（见妇人杂病）

薯蓣丸　酸枣仁汤

大黄䗪虫丸　炙甘草汤

獭肝散

肺痿肺痈咳嗽上气病

甘草干姜汤　射干麻黄汤

皂荚丸　厚朴麻黄汤

泽漆汤　麦门冬汤

葶苈大枣泻肺汤　桔梗汤

越婢加半夏汤　小青龙加石膏汤

奔豚气病

奔豚汤　桂枝加桂汤

茯苓桂枝甘草大枣汤

胸痹心痛短气病

栝楼薤白白酒汤　栝楼薤白半夏汤

栝楼薤白桂枝汤　人参汤

茯苓杏仁甘草汤　橘皮枳实生姜汤

薏苡附子汤　桂枝生姜枳实汤

乌头赤石脂丸　九痛丸

腹满寒疝宿食病

厚朴七物汤　附子粳米汤

厚朴三物汤　大柴胡汤

大承气汤（见痉）　大建中汤

大黄附子汤　赤丸方

大乌头煮方　当归生姜羊肉汤

乌头桂枝汤　瓜蒂散方

五脏风寒积聚病

旋覆花汤　麻仁丸方

甘姜苓术汤

痰饮咳嗽病

苓桂术甘汤　肾气丸（见妇人杂病）

甘遂半夏汤　十枣汤

大青龙汤　小青龙汤

木防己汤　木防己去石膏加茯苓汤

泽泻汤　厚朴大黄汤

葶苈大枣泻肺汤　小半夏汤

己椒苈黄丸　小半夏加茯苓汤

五苓散　苓桂五味甘草汤

苓甘五味姜辛汤　苓甘五味姜辛半夏汤

苓甘五味加姜辛半夏杏仁汤

苓甘五味加姜辛半夏杏仁大黄汤

小半夏加茯苓汤（见上）

消渴小便不利淋病

肾气丸（见妇人杂病）

五苓散（见痰饮）　文蛤散

栝楼瞿麦丸　茯苓戎盐汤

蒲灰散　滑石白鱼散

白虎加人参汤（见暍病）　猪苓汤

水气病

越婢加术汤（见下）　黄防己黄芪汤（见湿病）

越婢汤　防己茯苓汤　越婢加术汤（见上）

甘草麻黄汤　麻黄附子汤

杏仁汤　蒲灰散（见消渴）

芪芍桂酒汤　桂枝加黄芪汤

桂甘姜枣麻辛附子汤　枳术汤

黄疸病

茵陈蒿汤　硝石矾石汤

栀子大黄汤　桂枝加黄芪汤（见水气）

猪膏发煎方　茵陈五苓散

大黄硝石汤　小半夏汤（见痰饮）

柴胡汤（见伤寒）

惊悸吐衄下血胸满瘀血病

桂枝去芍药加蜀漆牡蛎龙骨救逆汤

半夏麻黄汤　柏叶汤

黄土汤　赤豆当归散（见狐惑）

泻心汤

呕吐哕下利病

吴茱萸汤　半夏泻心汤

黄芩加半夏生姜汤　小半夏汤（见痰饮）

猪苓汤散　四逆汤

小柴胡汤　大半夏汤

71

大黄甘草汤　文蛤汤

茯苓泽泻汤　半夏干姜散

生姜半夏汤　橘皮汤

橘皮竹茹汤　四逆汤（见上）

桂枝汤　大承气汤（见痉病）

小承气汤　桃花汤

白头翁汤　栀子豉汤

通脉四逆汤　紫参汤

诃黎勒散

疮痈肠痈浸淫病

薏苡附子败酱散　大黄牡丹汤

王不留行散　排脓散

排脓汤　黄连粉（方未见）

虫病

藜芦甘草汤（方未见）　鸡屎白散

蜘蛛散　甘草粉蜜汤

乌梅丸

妇人胎前病

桂枝汤　桂枝加茯苓丸

附子汤　胶艾汤

当归芍药散　干姜人参半夏丸

当归贝母苦参丸　葵子茯苓散

当归散　白术散

妇人产后病

小柴胡汤（见呕吐）　大承气汤（见痉）

当归生姜羊肉汤　枳实芍药散

下瘀血汤　大承气汤（见伤寒）

阳旦汤　竹叶汤

竹皮大丸　白头翁加甘草阿胶汤

千金三物黄芩汤　千金内补当归建中汤

妇人杂病

小柴胡汤　半夏厚朴汤

甘麦大枣汤　小青龙汤（见肺痈）

泻心汤（见惊悸）　温经汤

土瓜根汤　旋覆花汤

胶姜汤　大黄甘遂汤

抵当汤　矾石丸

红蓝花酒　当归芍药散（见妊娠）

小建中汤（见虚劳）　肾气丸

蛇床子散　狼牙汤

膏发煎　小儿疳虫蚀齿方

金匮汤方

痉病汤方湿病暍病汤方

栝楼桂枝汤

栝楼根三两　桂枝三两　芍药三两

甘草二两　生姜三两　大枣十二枚

上六味㕮咀，以水九升，微火煮取三升，温分三服，微汗。汗不出，食顷，啜热粥发。

葛根汤

葛根四两　麻黄三两，去节　桂枝二两

甘草二两，炙　芍药二两　生姜三两

大枣十二枚

上七味，以水一斗，先煮麻黄、葛根，减二升，去沫，纳诸药，煮取三升，去滓，温服一升，覆微似汗，不须啜粥，余如桂枝汤法将息及禁忌。

大承气汤

大黄四两，酒洗　厚朴半斤，去皮

枳实五枚，炙　芒硝三合

上四味，以水一斗，先煎枳、朴，取五升，去滓，纳大黄，煮二升，去滓，纳芒硝，更上微火一二沸，分温再服，得下，余勿服。

麻黄加术汤

麻黄三两，去节　桂枝二两　甘草一两，炙

白术四两　杏仁七十个，去皮尖

上五味，以水九升，先煮麻黄，减二升，去上沫，纳诸药，煮取二升半，去滓，温服八合，覆取微汗。

麻黄薏苡杏仁甘草汤

麻黄半两　杏仁十个，去皮尖　薏苡半两

甘草一两，炙

上锉麻豆大，每服四钱匕，水一盏半，煎八分，去滓，温服，有微汗，避风。

防己黄芪汤

防己一两　甘草半两，炙　白术七钱半

黄芪一两一分

上锉麻豆大，每抄五钱匕，生姜四片，大枣一枚，水盏半，煮八分，去滓，温服。喘者加麻黄半两，胃中不和者加芍药三分，气上冲者加桂枝三分，下有陈寒者加细辛三分。服后当如虫行皮中，从腰下如冰，后坐被上，又以一被绕腰下，令微汗，瘥。

桂枝附子汤

桂枝四两　附子三枚，去皮，破　生姜三两

甘草二两，炙　大枣十二枚，擘

上五味，以水六升，煮取二升，去滓，分温三服。

白术附子汤

白术四两　附子三枚，去皮，炮　生姜三两　甘草一两，炙

大枣十二枚

上五味，以水三升，煮取一升，去滓，分温三服。一服觉身痹半日许，再服，三服尽，其人如冒状，勿怪，即是术附走皮中逐水气，未得除故耳。

甘草附子汤

甘草二两，炙　　附子二枚，炮，去皮

白术二两　　桂枝四两

上四味，以水六升，煮取三升，去滓，温服一升，日三服。初服得微汗则解，能食，汗出复烦者，服五合，恐一升多者，服六七合为妙。

白虎加人参汤

知母六两　　石膏一斤，碎，绵裹　　甘草二两，炙

粳米六合　　人参三两

上五味，以水一斗，煮米熟汤成，去滓，温服一升，日三服。

瓜蒂汤

瓜蒂二七个

上锉，以水一升，煮取五合，去滓，温服。

百合狐惑阴阳毒病

百合知母汤

百合十枚　　知母三两

上先以水洗百合，渍一宿，白沫出，去其水，别以水二升，煎取一升，去滓；别以水二升，煎知母，取一升。后合煎，取一升五合，分温再服。

百合滑石代赭汤

百合七枚，擘　　滑石三两，碎，绵裹

代赭石如弹丸大一枚，碎，绵裹

上先洗百合，如前法，别以水二升，煮滑石、代赭，

76

取一升，去滓，合煮，取一升五合，分温再服。

百合鸡子汤

百合七枚，擘　鸡子黄一枚

上先煎百合，如前法，纳鸡子黄，搅匀，煎五分，温服。

百合地黄汤

百合七枚　生地黄汁一升

上先煎百合，如前法，纳地黄汁，煎取一升五合，温分再服，中病勿更，大便当如漆。

百合洗方

百合一升

以水一斗，渍一宿，以洗身。洗已，食煮饼，勿以盐豉。

百合牡蛎散

栝楼根　牡蛎等分

上为细末，饮服方寸匕，日三服。

百合滑石散

百合一两　滑石三两

上为散，饮服方寸匕，日三服，微利者止服，热则除。

甘草泻心汤

甘草四两，炙　黄芩　干姜　人参各三两

半夏半升　黄连一两　大枣十二枚

上七味，以水一斗，煮取六升，去滓再煎，温服一升，日三服。

苦参汤

苦参一升

以水一斗，煎取七升，去滓，熏洗三次。

雄黄熏法

雄黄

一味，为末，筒瓦二枚合之烧，向肛熏之。

赤小豆当归散

赤小豆三升，浸芽出，曝干　当归十分

上二味，杵为散，浆水方寸匕，日三服。

升麻鳖甲汤

升麻　当归　甘草各二两　蜀椒一两，炒

鳖甲手指大一片，炙　雄黄半斤，碎

上六味，以水四升，煮取一升，顿服之，老小再服，取汗。阴毒去雄黄、蜀椒。

疟病汤方

鳖甲煎丸

鳖甲十二分，炙　乌扇三分，即射干　黄芩三分

柴胡六分　鼠妇三分，熬　干姜　大黄

桂枝　石韦去毛　厚朴　紫葳即凌霄

半夏　阿胶　芍药　牡丹　䗪虫各五分

葶苈　人参各一分　瞿麦二分　蜂窠四分

赤硝十二分　蜣螂六分　桃仁二分

上二十三味，分为末，取煅灶下灰一斗，清酒一斛五升，浸灰，俟酒尽一半，着鳖甲于中，煮令泛烂如胶漆，绞取汁，纳诸药，煎为丸，如桐子大，空心服七丸，日三服。

白虎加桂枝汤

知母六两　石膏一斤　甘草二两，炙

粳米_{六合}　桂枝_{三两}

上五味，以水一斗，煮米熟，汤成去滓，温服一升，日三服。

蜀漆散

蜀漆_{炒，去腥}　云母_{炒二日夜}　龙骨_{各等分}

上三味，杵为散末，发前以浆水，服半钱匕。

中风历节病汤方

侯氏黑散

菊花_{四十分}　白术　防风_{各十分}　桔梗_{八分}

黄芩_{五分}　细辛　干姜　人参　茯苓

当归　川芎　牡蛎　矾石　桂枝_{各三分}

上十四味，杵为散，酒服方寸匕，日一服，初服二十日，温酒调服，禁一切大蒜、鱼肉，常宜冷食，六十日止，即药积腹中不下也，以能助药力，热食即下矣。

风引汤

大黄　干姜　龙骨_{各四两}　桂枝　甘草

牡蛎_{各二两}　寒水石　滑石　赤石脂

白石脂　紫石英　石膏_{各六两}

上十二味，杵，粗筛，以韦囊盛之，取三指撮，井花水三升，煮三沸，温服一升。治大人风引、小儿惊痫瘛疭，日数发，医所不疗，除热方。

防己地黄汤

防己　甘草_{各一分}　桂枝　防风_{各三分}

上四味，以酒一杯渍之，绞取汁，生地黄二斤，咬咀，蒸之如斗饭久，以铜器盛药汁，更绞地黄汁，和分再服。

头风摩散

大附子一枚　盐等分

上二味为散，沐了，以方寸匕摩疾上，令药力行。

桂枝芍药知母汤

桂枝四两　芍药三两　甘草　麻黄

附子各二两　白术　知母　防风各四两

生姜五两

上九味，以水七升，先煮麻黄，减二升，去上沫，纳诸药品，煎取二升，温服，日七合，三服。

乌头汤

乌头五枚，㕮咀，以蜜三升煎取一升。无乌头，大附子亦可

麻黄　芍药　黄芪　甘草各三两，炙

上五味，以水三升，煮取一升，去滓，纳蜜煎中更煎之，服七合，不知，尽服之。

矾石汤　治脚气冲心

矾石二两

上一味，以浆水一斗五升，煎三五服，浸脚良。

血痹虚劳病

黄芪桂枝五物汤

黄芪三两　芍药三两　桂枝三两　生姜六两

大枣十二枚

上五味，以水六升，煎取二升，温服七合，日三服。

80

桂枝龙骨牡蛎汤

桂枝　芍药　生姜各二两　甘草二两，炙

龙骨三两　大枣十二枚　牡蛎三两

上七味，以水七升，煮取三升，分温三服。

天雄散

天雄三两，炮　白术八两　桂枝六两

龙骨三两

上四味，杵为散，酒服半钱匕，日三服，不知，稍增之。

小建中汤

桂枝三两　芍药六两　生姜三两　饴糖一升

大枣十二枚

上六味，以水七升，煮取三升，去滓，纳胶饴，更上微火消解，温服一升，日三服。

八味肾气丸　见妇人杂病。

薯蓣丸

薯蓣三十分　人参七分　白术六分　茯苓五分

甘草二十分　当归十分　大枣百枚　桔梗五分

杏仁六分　桂枝十分　芍药六分　白蔹二分

芎劳六分　大麦冬六分　阿胶七分　干姜三分

防风六分　神曲十分　柴胡五分　豆卷十分

干生地十分

上二十一味，末之，炼蜜为丸，如弹子大，空腹酒服一丸，一百丸为剂。

酸枣仁汤

酸枣仁二升　甘草一两　知母　茯苓各二两

芎劳一两

上五味，以水八升，煮酸枣仁得六升，纳诸药，煮取三升，温三服。

大黄䗪虫丸

大黄十分,蒸　黄芩二两　甘草三两　桃仁一升

杏仁一升　芍药四两　干地黄　干漆各一两

虻虫一升　水蛭百枚　蛴螬百枚　䗪虫半升

上十二味，末之，炼蜜和丸小豆大，酒服五丸，日三服。

千金翼炙甘草汤

甘草四两,炙　桂枝　生姜各二两　麦冬半升

麻仁半升　人参　阿胶各二两　地黄一斤

大枣三十枚

上九味，以酒七升、水八升，先煮八味，取三升，去滓，纳胶消尽，温服一升，日三服。

肘后獭肝散

獭肝一具

炙干，末之，水服方寸匕，日三服。

肺痿肺痈咳嗽上气病汤方

甘草干姜汤

甘草四两,炙　干姜三两,炮

上㕮咀，以水三升，煮取一升五合，去滓，分温再服。

射干麻黄汤

射干三两　麻黄　生姜各四两　细辛

紫菀　款冬花各三两　大枣七枚　半夏半升

五味子半升

上九味，以水一斗二升，先煎麻黄两沸，去上沫，纳诸药，煮取三升，分温三服。

皂荚丸

皂荚八两，去皮，酥炙

上一味，末之，蜜丸梧子大，以枣膏和汤服三丸，日三夜一服。

厚朴麻黄汤

厚朴五两　麻黄四两　石膏如鸡子大　杏仁半升

半夏半升　干姜　细辛各二两　小麦一升

五味子半升

上九味，以水一斗二升，先煮小麦，熟去滓，纳诸药，煮取三升，温服一升，日三服。

泽漆汤

半夏半升　泽漆三升，以东流水五斗，煮取一斗五升

紫参一本作紫菀　生姜 白前各五两　甘草

黄芩　人参　桂枝各三两

上九味㕮咀，纳泽漆汤中，煮取五升，温服五合，至夜尽。

麦门冬汤

麦门冬七升　半夏一升　人参 甘草各二两

粳米三合　大枣十二枚

上六味，以水一斗二升，煮取六升，温服一升，日三夜一服。

桔梗汤

桔梗一两　甘草二两

上以水三升，煮取一升，分温再服，则吐脓血。

葶苈大枣泻肺汤

葶苈熬令黄色，捣丸，如鸡子大　　大枣大，十二枚

上先以水三升，煮枣取二升，去枣，纳葶苈煮取一升，顿服。

越婢加半夏汤

麻黄六两　　石膏半斤　　生姜三两

大枣十二枚　　甘草二两　　半夏半斤

上六味，以水六升，先煮麻黄，去上沫，纳诸药，煮取三升，分温三服。

小青龙加石膏汤

麻黄　芍药　桂枝　细辛　干姜各三两

甘草三两　　五味子　半夏　石膏二两

上九味，以水一斗，先煮麻黄，去沫，纳诸药，煮取三升。强人服一升，弱者减之，日三服，小儿服四合。

奔豚气病汤方

奔豚汤

甘草　芎䓖　当归　黄芩　芍药各二两

半夏　生姜各四两　生葛五两　甘李根白皮一升

上九味，以水二斗，煮取五升，温服一升，日二夜一服。

桂枝加桂汤

桂枝五两　芍药　生姜各三两　甘草三两，炙

大枣十二枚

上五味，以水七升，微火煮取三升，去滓，服一升。

84

茯苓桂枝甘草大枣汤

茯苓半斤　甘草二两　大枣十二枚　桂枝四两

上四味，以甘澜水一斗，先煎茯苓减二升，纳诸药，煎取三升，去滓，温服一升，日三服。

胸痹心痛短气病汤方

栝楼薤白白酒汤

栝楼一枚　薤白半斤　白酒七升

上三味，同煎取二升，分温再服。

栝楼薤白白酒半夏汤

栝楼一枚　薤白三两　半夏半升　白酒一斗

上四味，同煮取四升，温服一升，日三服。

栝楼薤白桂枝汤

枳实四枚　薤白半斤　桂枝一两　厚朴四两

栝楼一枚

上五味，以水五升，先煮枳实、厚朴，取二升，去滓，纳诸药，煎数沸，温三服。

人参汤

人参　干姜　白术各三两　桂枝　甘草各四两

上四味，以水九升，煮取五升，纳桂枝，更煮取三升，温服一升，日三服。

茯苓杏仁甘草汤

茯苓三两　杏仁五十个　甘草一两

上三味，以水一斗，煎取五升，温服一升，日三服，不瘥更服。

橘皮枳实生姜汤

橘皮一斤　枳实三两　生姜半斤

上三味，以水五升，煮取二升，分温再服。

薏苡附子散

薏苡仁十五两　大附子三两

上二味，杵为散，服方寸匕，日三服。

桂枝生姜枳实汤

桂枝　生姜各三两　枳实五两

上三味，以水六升，煮取三升，分温三服。

乌头赤石脂丸

乌头一分，炮　蜀椒　干姜各一两　附子半两　赤石脂一两

上五味，末之，蜜丸如梧子，先服食，服一丸，日三服，不知，稍加服。

九痛丸　能治九种心痛

附子三两，炮　生狼牙　巴豆去皮，熬，研如膏

干姜　吴茱萸　人参各一两

上六味，末之，炼蜜丸如梧子大，酒下，强人服三丸，日三服，弱人二丸。

腹满寒疝宿食病汤方

厚朴七物汤

厚朴半斤　甘草　大黄各二两　大枣十枚

枳实五枚　桂枝二两　生姜五两

上七味，以水一斗，煮取四升，温服八合，日三服。呕者加半夏五合，下利去大黄，寒多者加生姜至半斤。

附子粳米汤

附子一枚，炮　半夏　粳米各半升　甘草一两

大枣十枚

上五味，以水八升，煎米熟，汤成，去滓，温服一升，日三服。

厚朴三物汤

厚朴八两　大黄四两　枳实五枚

上三味，以水一斗二升，先煮二味，取五升，纳大黄，煮取三升，温服一升，以利为度。

大柴胡汤

柴胡半斤　黄芩　芍药各三两　半夏半升

枳实四枚　大黄二两　大枣十二枚　生姜五两

上八味，以水一斗二升，煮取六升，去滓，再煎，温服一升，日三服。

大承气汤　见痉。

大建中汤

蜀椒二合，炒，去汗　干姜四两　人参一两

上三味，以水四升，煮取二升，去滓，纳胶饴一升，微火煮取二升，分温再服。如一炊顷，可饮粥二升，后更服，当一日食糜粥，温覆之。

大黄附子汤

大黄三两　附子三两　细辛二两

上三味，以水五升，煮取二升，分温三服。若强人取二升半，分温三服，服后如人行四五里，进一服。

赤丸

乌头二两，炮　茯苓四两　细辛一两　半夏四两

87

上四味，末之，纳真朱为色，炼蜜为丸，如麻子大。先食饮酒下三丸，日再服一服，不知，稍增，以知为度。

大乌头煮方

乌头大者五枚，熬，去皮，不必咀

上以水三升，煮取一升，去滓，纳蜜二升，煮令水气尽，取二升，强人服七合，弱人服五合。不瘥，明日更服，不可一日更服。

当归生姜羊肉汤

当归三两　生姜三两　羊肉一斤

上三味，以水八升，煮取三升，温服七合，日三服。若寒多，加生姜成一斤；痛多而呕者，加橘皮二两、白术一两。加生姜者，亦加水五升，煮取三升二合，服之。

乌头桂枝汤

乌头五枚

上一味，以蜜二升煎，减半，去滓，以桂枝汤五合解之。合得一升后，初服五合，不知，即服三合，又不知，复加至五合。其知者如醉状，得吐者为中病。

大承气汤　见痉病。

瓜蒂散方

瓜蒂一分，熬黄　赤小豆三分，煮

上二味，杵为散，以香豉七合煮取汁，和散一钱匕，温服之，不吐者少加之，以快吐为度而止。

五脏风寒积聚病汤方

旋覆花汤

旋覆花三两　葱十四茎　新绛少许

上三味，以水三升，煮取一升，顿服。

麻仁丸方

麻仁二升　芍药半斤　大黄一斤　枳实半斤

厚朴一尺　杏仁一升

上六味，末之，炼蜜和丸桐子大，饮服十丸，日三服，渐加，以知为度。

甘草干姜茯苓白术汤　一名肾着汤

甘草　白术各二两　干姜　茯苓各四两

上四味，以水五升，煮取三升，分温三服，腰中即温。

痰饮咳嗽病汤方

苓桂术甘汤

茯苓　桂枝　白术各三两　甘草二两

上四味，以水六升，煮取三升，分温三服，小便则利。

肾气丸方　见妇人杂病。

甘遂半夏汤

甘遂大者三枚　半夏十二枚，以水一升，煮取半升，去滓

芍药五枚　甘草如指大一枚，炙

上四味，以水二升，煮取半升，去滓，以蜜半升，和药汁煎取八合，顿服之。

十枣汤方

芫花_熬　甘遂　大戟_{各等分}

上三味捣筛，以水一升五合，先煮肥大枣十枚，取八合，去滓，纳药末。强人服一钱匕，弱人服半钱匕，平旦温服之；不下者，明日更加半钱匕，得快利后，糜粥自养。

大青龙汤

麻黄_{六两}　桂枝　甘草_{各二两}　生姜_{三两}

杏仁_{四十个}　大枣_{十二枚}　石膏_{如鸡子大，十二枚}

上七味，以水九升，先煮麻黄，减二升，去上沫，纳诸药，煮取三升，去滓，温服一升。取微似汗，汗多者温粉扑之。

小青龙汤

麻黄_{去节}　芍药　干姜　甘草　细辛

桂枝_{各三两}　五味子　半夏_{各半升}

上八味，以水一斗，先煮麻黄，减二升，去上沫，纳诸药，煮取三升，去滓，温服一升。

木防己汤

木防己　桂枝_{各三两}　人参_{四两}

石膏_{如鸡子大，二枚}

上四味，以水六升，煮取二升，分温再服。

木防己去石膏加茯苓芒硝汤

木防己　桂枝_{各三两}　人参_{四两}　芒硝_{三合}

茯苓

上五味，以水六升，煮取二升，去滓，纳芒硝，再微煎，分温再服，微利则愈。

泽泻汤

泽泻_{四两}　白术_{二两}

上二味，以水二升，煮取一升，分温再服。

厚朴大黄汤

厚朴一尺　大黄六两　枳实四枚

上三味，以水五升，煮取二升，分温再服。

葶苈大枣泻肺汤　见肺痈。

小半夏汤

半夏一升　生姜半斤

上二味，以水七升，煮取一升半，分温再服。

己椒苈黄丸

防己　椒目　葶苈　大黄各一两

上四味，末之，蜜丸如梧子大，先食饮服一丸，日三服，稍增，口中有津液。渴者，加芒硝半两。

小半夏加茯苓汤

半夏一升　生姜半斤　茯苓四两

上三味，以水七升，煮取一升五合，分温再服。

五苓散

泽泻一两六铢　猪苓　茯苓　白术各十八铢

桂枝半两

上五味为末，白饮服方寸匕，日三服，多服暖水，汗出愈。

十枣汤方　见上。

苓桂五味甘草汤

桂枝　茯苓各四两　五味子半斤　甘草三两，炙

上四味，以水八升，煮取三升，去滓，分温三服。

苓甘五味姜辛汤

茯苓四两　甘草　干姜　细辛各三两

五味子半斤

上五味，以水八升，煮取三升，去滓，温服半升，日三服。

苓甘五味姜辛加半夏汤

茯苓四两　甘草　干姜　细辛各三两

五味子半升　半夏半斤

上六味，以水八升，煮取三升，去滓，温服半升，日三服。

苓甘五味加姜辛半夏杏仁汤

茯苓四两　甘草　干姜　细辛各三两　五味子

半夏　杏仁各半升

上七味，以水一斗，煮取三升，去滓，温服半升，日三服。

苓甘五味加姜辛半杏大黄汤

茯苓四两　甘草　干姜　细辛各三两　五味子

半夏　杏仁各半升　大黄三两

上八味，以水一斗，煮取三升，去滓，温服一升，日三服。

小半夏加茯苓汤　见上。

消渴小便不利淋病汤方

肾气丸　见妇人杂病。

五苓散　见痰饮。

文蛤散

文蛤五两

上一味，杵为散，以沸汤五合，和服方寸匕。

栝楼瞿麦丸

薯蓣三两　茯苓三两　栝楼根二两

附子一枚，炮　瞿麦一两

上五味，末之，炼蜜丸如梧子大，饮服二丸，日三服。不知，增加七八丸，以小便利、腹中温为止。

蒲灰散

蒲灰半分　滑石三分

上二味杵为散，饮服方寸匕，日三服。

滑石白鱼散

滑石　白鱼　乱发各三分

上三味，杵为散，饮服方寸匕，日三服。

茯苓戎盐汤

茯苓半斤　白术二两　戎盐弹丸大，一枚

上三味，先将茯苓、白术煎成，入戎盐再煎，分温再服。

白虎加人参汤　见暍病。

猪苓汤

猪苓　茯苓　阿胶　滑石　泽泻各一两

上五味，以水四升，先煮四味，取二升，去滓，纳胶烊消，温服七合，日三服。

水气病汤方

越婢汤加术汤　即越婢汤加白术四两，方见下。
防己黄芪汤　见湿病。

越婢汤

麻黄六两　石膏半斤　生姜三两　甘草二两

大枣十二枚

上五味，以水六升，先煮麻黄，去上沫，纳诸药，煮取三升，分温三服。恶风加附子一枚，风水加术四两。

93

防己茯苓汤

防己　黄芪　桂枝各三两　茯苓六两

甘草二两

上五味，以水六升，煮取二升，分温三服。

越婢加术汤　见上。

甘草麻黄汤

甘草二两　麻黄四两

上二味，以水五升，先煮麻黄，去上沫，纳甘草，煮取三升，温服一升，重覆取汗出，不汗再服。慎风寒。

麻黄附子汤

麻黄三两　附子一枚　甘草二两

上三味，以水七升，先煮麻黄，去上沫，纳诸药，煮取二升半，温服八合，日三服。

杏子汤　缺。

蒲灰散　见消渴。

芪芍桂酒汤

黄芪五两　芍药　桂枝各三两

上三味，以苦酒一升，水七升相合，煮取三升，温服一升。当心烦，服至六七日乃解；若心烦不止者，苦酒阻故也。

桂枝加黄芪汤

桂枝　芍药各三两　甘草　黄芪各二两

生姜三两　大枣十二枚

上六味，以水八升，煮取三升，温服一升，须臾啜热稀粥一升余，以助药力，温覆，取微汗，若不汗，更服。

桂甘姜枣麻辛附子汤

桂枝　生姜各三两　细辛　甘草　麻黄各二两

附子一枚，炮　大枣十二枚

上七味，以水七升，先煮麻黄，去上沫，纳诸药，煮取二升，分温三服，当汗出，如虫行皮中愈。

枳术汤

枳实七枚　白术二两

上二味，以水五升，煮取三升，分温三服，腹中软，即当散也。

黄疸病汤方

茵陈蒿汤

茵陈蒿六两　栀子十四枚　大黄二两

上三味，以水一斗，先煮茵陈，减六升，纳二味，煮取三升，去滓，分温三服。小便当利，尿如皂角汁状，色正赤，一宿复减，黄从小便去也。

硝石矾石散

硝石熬黄　矾石烧，等分

上二味为散，大麦煮粥汁，和服方寸匕，日三服。病随大小便去，小便正黄，大便正黑，是其候也。

栀子大黄汤

栀子十四枚　大黄二两　枳实五枚　豆豉一升

上四味，以水六升，煮取二升，分温三服。

桂枝加黄芪汤 见水气。

猪膏发煎汤

> 猪膏半斤　乱发如鸡子大，三枚

> 上二味，和膏中煎之，发消药成，分再服，病从小便出。

茵陈五苓散

> 茵陈十分，末　五苓散五分

> 上二味和，先食饮服方寸匕，日三服。

大黄硝石汤

> 大黄　黄柏　硝石各四两　栀子十五枚

> 上四味，以水六升，煮取二升，去滓，纳硝，更煮取一升，顿服。

小半夏汤 见痰饮。

柴胡汤 见伤寒。

惊悸吐血衄下血胸满瘀血病汤方

桂枝去芍药加蜀漆牡蛎龙骨救逆汤

> 桂枝三两　甘草二两，炙　龙骨四两　牡蛎五两

> 生姜三两　大枣十二枚　蜀漆三两，洗，去腥

> 上为末，以水一斗二升，先煮蜀漆，减二升，纳诸药，煮取三升，去滓，温服一升。

半夏麻黄丸

> 半夏　麻黄各等分

> 上二味，末之，炼蜜和丸小豆大，饮服三丸，日三服。

柏叶汤

> 柏叶　干姜各三两　艾三把

上三味，以水五升，取马通汁一升，合煮，取一升，分温再服。

黄土汤

　　甘草　干地黄　白术　附子炮,各三两

　　阿胶三两　黄芩三两　灶中黄土半斤

　　上七味，以水八升，煮取三升，分温再服。

赤小豆散　见狐惑。

泻心汤

　　大黄二两　黄连　黄芩各一两

　　上三味，以水三升，煮取一升，顿服之。

呕吐哕下利病

吴茱萸汤

　　吴茱萸一升　人参三两　生姜六两　大枣十二枚

　　上四味，以水五升，煮取三升，温服七合，日三服。

半夏泻心汤

　　半夏半升　黄芩　干姜　人参　甘草各三两

　　黄连一两

　　上七味，以水一斗，煮取六升，去滓，再煮取三升，温服一升，日三服。

黄芩加半夏生姜汤

　　黄芩　生姜各三两　甘草二两　芍药一两

　　半夏半升　大枣十二枚

　　上六味，以水一斗，煮取三升，去滓，温服一升，日再，夜一服。

小半夏汤 见痰饮。

猪苓散方

猪苓　茯苓　白术各等分

上三味，杵为散，饮服方寸匕，日三服。

四逆汤

附子一枚　干姜一两半　甘草二两，炙

上三味，以水三升，煮取一升二合，去滓，分温再服。强人可大附子一枚，干姜三两。

小柴胡汤

柴胡半斤　半夏半升　黄芩　人参　甘草

生姜各三两　大枣十二枚

上七味，以水一斗，煮取六升，去滓，再煎取三升，温服一升，日三服。

大半夏汤

半夏二升　人参三两　白蜜一升

上三味，以水一斗二升，和蜜扬之二百四十遍，煮药，取二升半，温服一升，余分再服。

大黄甘草汤

大黄四两　甘草一两

上二味，以水三升，煮取一升，分温再服。

茯苓泽泻汤

茯苓半斤　泽泻四两　甘草　桂枝各二两

白术三两　生姜四两

上六味，以水一斗，煮取三升，纳泽泻，再煮，取二升半，温服八合，日三服。

文蛤汤

麻黄三两　杏仁五十枚　大枣十二枚

甘草　石膏　文蛤各五两　生姜三两

上七味，以水六升，煮取二升，温服一升，汗出即愈。

半夏干姜散

半夏　干姜各等分

上二味，杵为散，取方寸匕，浆水一升半，煮取七合，顿服之。

生姜半夏汤

半夏半升　生姜汁，一升

上二味，以水三升，煮半夏，取二升，纳生姜汁，煮取一升半，小冷，分四服，日三服夜一。呕止，停后服。

橘皮汤

橘皮四两　生姜半斤

上二味，以水七升，煮取三升，温服一升，下咽即愈。

橘皮竹茹汤

橘皮二斤　竹茹二升　大枣三十枚

生姜半升　甘草五两　人参一两

上六味，以水一斗，煮取三升，温服一升，日三服。

四逆汤　见上。

桂枝汤

桂枝　芍药　生姜各三两　甘草二两

大枣十二枚

上五味，以水七升，微火煮取三升，去滓，适寒温服一升。服已，须臾，啜热粥一升，以助药力，温覆令一时许，遍身漐漐，微似有汗者益佳，不可令如水流漓，病鬼不除。

99

若一服汗出，病瘥，停后服。

大承气汤　见痉病。

小承气汤

　　大黄四两　枳实三枚　厚朴二两，炙

　　上三味，以水四升，煮取一升二合，去滓，分温二服，得利则止。

桃花汤

　　赤石脂一斤，一半全用，一半研末　干姜二两

　　粳米一升

　　上三味，以水七升，煮米熟，去滓，温服七合，纳赤石脂末方寸匕，日三服，愈余勿服。

白头翁汤

　　白头翁二两　黄连　黄柏　秦皮各三两

　　上四味，以水七升，煮取三升，去滓温服，不愈更服。

栀子豉汤

　　栀子十四枚　香豉四合

　　上二味，以水四升，先煮栀子得二升半，纳豉，煮取一升半，去滓，分二服，温进一服，得吐则愈。

通脉四逆汤

　　附子一枚　干姜三两　甘草二两

　　上三味，以水三升，煮取一升二合，去滓，分温再服。

紫参汤

　　紫参半斤　甘草三两

　　上二味，以水五升，先煮紫参，取二升，纳甘草，取一升半，分温三服。

诃黎勒散

诃黎勒十枚, 煨

上一味为散, 粥饮和, 顿服。

疮痈肠痈浸淫病汤方

薏苡附子败酱散

薏苡仁十分　附子二分　败酱五分

上三味, 以杵为散, 取方寸匕, 以水二升, 煎减半, 顿服, 小便当下。

大黄牡丹汤

大黄四两　牡丹一两　桃仁五十个

冬瓜仁半升　芒硝三合

上五味, 以水六升, 煮取一升, 去滓, 纳芒硝, 再煎沸, 顿服之, 有脓当下, 无脓当下血。

王不留行散

王不留行十分, 八月采　蒴藋细叶十分, 七月采

桑东南根白皮, 十分, 三月采　甘草十八分

黄芩二分　川椒三分　厚朴二分　干姜二分

芍药二分

上九味, 王不留行、蒴藋、桑皮三味烧灰存性, 各别杵节, 合治之为散。服方寸匕, 小疮即粉之, 大疮但服之。产后亦可服。蒴藋又名接骨草。

排脓散

枳实十六枚　芍药六分　桔梗二分

上三味, 杵为散, 取鸡子黄一枚, 以药散与鸡子黄相等,

揉和令相得，饮服，日一服。

排脓汤

甘草_{二两}　桔梗三两　生姜_{一两}　大枣_{十枚}

上四味，以水三升，煮取一升，温服五合，日再服。

黄连粉　方未见。

虫病

藜芦甘草汤　方未见。

鸡屎白散

鸡屎白

为末，取方寸匕，以水六合和，温服。

蜘蛛散

蜘蛛_{十四枚，煎}　桂枝_{半两}

上二味为散，取八分一匕，饮和服，日再服，蜜丸亦可。

甘草粉蜜汤

甘草_{二两}　白粉_{一两}　白蜜_{四两}

上三味，以水三升，先煮甘草，取二升，去滓，纳粉蜜，煎如薄粥，温服一升，瘥即止。

乌梅丸

乌梅_{三百个}　细辛_{六两}　干姜_{十两}

黄连_{一升}　当归　川椒　附子_炮

桂枝　人参　黄柏_{各六两}

上十味，异捣筛，合治之，以苦酒渍乌梅一宿，去核蒸之，五升米下，饭熟，捣成泥，和药令相得。纳臼中，与蜜杵二千下，丸如桐子大，先食，饮服十丸，日三服，稍增至二十丸，禁生冷滑臭等食。

妇人妊娠病汤方

桂枝茯苓丸

桂枝　茯苓　丹皮　桃仁　芍药各等分

上五味末之，炼蜜丸如兔屎大，每日食前服一丸，不知，加至三丸。

附子汤　见伤寒。

胶艾汤

干地黄六两　川芎　阿胶　甘草二两

艾叶　当归各三两　芍药四两

上七味，以水五升、清酒三升，合煮三升，去滓，纳胶令消尽，温服一升，日三服，不瘥更作。

当归芍药散

当归　川芎各三两　芍药一斤　茯苓

白术各四两　泽泻半斤

上六味杵为散，取方寸匕，酒和，日二服。

干姜半夏人参丸

干姜一两　半夏二两　人参一两

上三味，末之，以生姜汁糊为丸，梧子大，饮服十丸，日三服。

当归贝母苦参丸

当归　贝母　苦参各四两

上三味，末之，炼蜜丸如小豆大，饮服三丸，加至十丸。

葵子茯苓散

葵子一升　茯苓三两

上二味，杵为散，饮服方寸匕，日二服，小便利则愈。

当归散

当归　黄芩　芍药　川芎各一斤　白术半斤

上五味，杵为散，酒服方寸匕，日再服，妊娠常服易产，产后百病悉主之。

白术散

白术　川芎　蜀椒各三分　牡蛎

上四味杵为散，酒服一钱匕，日三服，夜一服。苦痛加芍药，心下毒痛加川芎，心烦吐痛加细辛一两、半夏大者二十枚，服后更以醋浆服之。若呕，更以醋浆水服之，复不解者，小麦汁服之，已后渴者，大麦粥服之。病虽愈，服之勿置。

妇人产后病汤方

小柴胡汤　见呕吐。

大承气汤　见痉。

当归生姜羊肉汤　见寒疝。

枳实芍药散

枳实炒黑　芍药各等分

上二味杵为散，服方寸匕，日三服。并主痈脓，大麦粥下之。

下瘀血汤

大黄三两　桃仁三十个　䗪虫二十枚，去足熬上三味，末之，炼蜜和为四丸，以酒一升，煮一丸，取八合，顿服之。新血下如豚肝。

阳旦汤　是桂枝汤增桂加附子。

竹叶汤

竹叶一把　葛根三两　防风　桔梗　桂枝

人参　甘草各一两　附子一枚,炮　生姜五两

大枣十五枚

上十味，以水一斗，煮取二升半，分温三服，覆使汗出。颈项强用大附子一枚，破之如豆大，前药扬去沫。呕者加半夏半升，洗。

竹皮大丸

生竹茹　石膏各一两　桂枝　白薇各三分

甘草七分

上五味，末之，枣肉和丸，弹子大，饮服一丸，日三夜二服。有热倍白薇，烦喘加柏实。

白头翁加甘草阿胶汤

白头翁　甘草　阿胶各二两　秦皮　黄连

黄柏各四两

上六味，以水七升，煮取二升半，纳胶令消尽，分温三服。

千金三物黄芩汤

黄芩一两　苦参二两　干地黄四两

上三味，以水六升，煮取二升，温服一升，多吐下虫。

千金内补当归建中汤

当归　桂枝　生姜各三两　芍药六两

甘草二两　大枣十二枚

上六味，以水一斗，煮取三升，分温三服，一日令尽。若大虚，加饴糖六两，汤成纳之，于火上暖，令饴消。若去血过多，崩伤衄不止，加地黄六两，合八味汤，纳阿胶。若无当归，以川芎代之；若无生姜，以干姜代之。

妇人杂病方

半夏厚朴汤

半夏一升　厚朴三两　茯苓四两　生姜五两

苏叶二两

上五味，以水一斗，煮取四升，分温四服，日三夜一服。

甘麦大枣汤

甘草三两　小麦一升　大枣十枚

上三味，以水五升，煮取三升，分温三服，亦补脾气。

小青龙汤　见肺痈。

泻心汤　见惊悸。

温经汤

吴茱萸三两　当归　川芎　芍药　人参

桂枝　阿胶　丹皮　生姜　甘草各二两

半夏半升　麦冬一升

上十二味，以水一斗，煮取三升，分温三服。亦主妇人少腹寒，久不受胎，兼治崩中去血或月水过及至期不来。

土瓜根散

土瓜根　芍药　桂枝　䗪虫

上四味杵为散，酒服方寸匕，日三服。

旋覆花汤

　　旋覆花三两　　葱十四茎　　新绛少许

　　上三味，以水三升，煮取一升，顿服之。

胶姜汤　方缺。

大黄甘遂汤

　　大黄四两　　甘遂　　阿胶各二两

　　上三味，以水三升，煮取一升，顿服，其血当下。

抵当汤

　　水蛭熬　　虻虫熬，各三十　　桃仁三十

　　大黄三两，酒浸

　　上四味，为末，水五升，煮取三升，去滓，温服一升。

矾石丸

　　矾石三分，烧　　杏仁一分

　　上二味，末之，炼蜜丸，枣核大，纳脏中，剧者再纳之。

红蓝花酒

　　红蓝花一两

　　上一味，酒一大升，煎减半，顿服一半，未止再服。

当归芍药散　见妊娠。

小建中汤　见虚劳。

肾气丸

　　干地黄八两　　山药　　山茱萸各四两　　茯苓

　　丹皮　　泽泻各三两　　附子一枚　　桂枝一两

　　上八味丸，末之，炼蜜和丸梧子大，酒下十五丸，加至二十丸，日再服。

蛇床子散

　　蛇床子

上一味，末之，以白粉少许，和合相得，如大枣，绵裹纳之，自然温。

狼牙汤

狼牙三两

上一味，以水四升，煮取半升，以绵缠箸如茧，浸汤沥阴中，日四遍。

膏发煎

猪膏半斤　乱发如鸡子

上二味，和膏中，煎之发消，药成，分再服，病从小便出。

小儿疳虫蚀齿方

雄黄　葶苈

上二味，末之，取腊月猪脂溶，以槐枝绵裹头四五枚，点药烙之。

附录

南阳医圣祠珍藏《金匮浅歌》（第一版）编辑委员会

原医圣祠序

杨鹤汀先生一家三代的贡献

杨鹤汀（1877—1961），名维鲁，字鹤汀。民国南阳第一任知府。

杨鹤汀祖上世代居住在南阳城东南七里许白河岸边的赵营村，祖上经商致富。1923 年，杨家迁居南阳城粮行街。

1906 年，杨鹤汀毕业于北京法政学堂。这一时期，他不满清廷腐败，追随孙中山，加入同盟会，立志从事教育，开发民智，育才救国，实业兴邦。随后，杨鹤汀在开封任中州公学教习，1908 年 3 月，他与同盟会会员罗飞声等人一道回宛，创办南阳公学，即现今的南阳一中，自任监督，并在校内附设初级简易师范。

他一边教书育人，一边联络社会各界进步人士和学生，与武昌革命军秘密联系，以《民报》《大汉报》为阵地，进行反清宣传活动。《河南文史资料》这样记载："在他（杨鹤汀）的影响下，学校 150 多名师生先后加入同盟会，成为南阳一带辛亥革命的中坚力量。"

辛亥革命前夕，南阳公学同盟会会员捐资购买枪支，待机起义。1911 年 10 月 10 日，武昌首义成功。新野人马云卿在武汉组建了"河南旅鄂奋勇军"，1912 年 2 月 18 日，奋勇军光复南阳。1912 年 2 月 20 日，杨鹤汀被革命军任命为南阳知府。任职后，他不负众望，出示安民告示，赈济贫苦，安抚市民，政令一新，并镇压了一批罪恶昭著的坏人，抄没了一批土豪财产，民众皆大欢喜。

不久，南北议和，袁世凯当国，奋勇军被改编，统领马云卿被杀害，杨鹤汀出于义愤和反对袁世凯，力辞南阳知府之职，弃官而去。

杨鹤汀虽做过南阳知府、洛阳知事，但对政界有着深刻的认识。他常给子女讲："要学一技之长，靠混党饭最没出息。"

杨鹤汀始终坚持了一条实业救国和教育救国之路。

杨鹤汀还在开封创办河南农业专科学校。1926 年，他应甲骨学大家董作宾之请创办了南阳女中，即现今南阳四中的前身，是当时河南省著名的女子中学。

杨鹤汀在开封创办了织布工厂，自任厂长。1931 年，又与南阳籍留法归来的农学家冯紫岗一起创办南阳李华庄农林场，引进烟台苹果新品种。

杨鹤汀的三儿子杨廷寊回忆道："我记忆最深的是，父亲从外地运来几十箱意大利蜂，请来两位养蜂师，传授科学养蜂法，还购置了摇糖机、制巢础机，几十箱蜂就放在赵营村自家院里。" 当时南阳一带都是自养土蜂，蜂体小，产糖量低，管理方法落后，自从杨鹤汀引进意大利蜂后，南阳一带开始推广这种优良蜂种，土法养蜂从此改为分箱养。

在兴实业办学校的同时，为保一方平安，杨鹤汀领导和推动了南阳的地方自治。南阳县的地方自治，与别廷芳在镇平、内乡、邓县、淅川四县所推行的"宛西地方自治"，形成呼应，在动荡年代为保南阳一方平安，起到了积极的作用。

1935年秋，杨鹤汀次子杨廷宾和王正朔、王正今、曹云阁等中共地下党员，在南阳从事革命活动，得到杨鹤汀的多方关照和掩护。

这一时期，杨廷宾还在父亲全力支持下，为鲁迅寻访拓印南阳汉画，成就了现代中国美术史和南阳文化史的一段佳话。

1937年抗战爆发，杨鹤汀满怀爱国激情，回校动员南阳女中的学生投笔从戎。1945年8月，抗战胜利，他欣然出山，就任国民党南阳县参议长，在中共影响下，做了很多好事。因他不与贪官污吏合流，1947年初，辞去南阳县参议长之职，离开家乡，赴南京长子杨廷宝处。

杨鹤汀晚年居于金陵，致力于中医医术和仲景学说的研究。

杨鹤汀年轻时对中医学就颇有心得。1938年，为避战乱，杨鹤汀曾在内乡马山口镇住了几年，在那儿他种植中药材，常给民众看病。

杨廷寘回忆道："在马山口时，找父亲看病的人络绎不绝，他开的药单，药师们一见便知，原因是药味少又多是普通便宜的药，但切中病情用药得当。"

为弘扬祖国医学，杨鹤汀把张仲景的两部巨著用白话歌诀译成《伤寒论浅歌》和《金匮浅歌》，便于后人学以致用。

作为经历了晚清、民国、新中国三个时代的老人，杨鹤汀十分拥护共产党。抗美援朝时，他的长房长孙杨士莪参加了海军，长房次孙杨士芹参加了空军。当时他已是古稀之年，但壮志不已，曾申请希望加入抗美援朝医疗队，报效国家。

1961 年 9 月，杨鹤汀病故于南京，享年八十四岁。1994 年，家人将杨鹤汀先生骨灰由南京迁葬回南阳卧龙墓园。

杨鹤汀之后，杨姓子弟们许多在教育界、科技界卓有成就，享誉海内外。

建筑大师——杨廷宝

杨鹤汀长子杨廷宝，被誉为"近现代中国建筑第一人"，担任中国建筑师学会第五届理事长，两次当选为国际建筑师协会副主席，还担任过江苏省副省长。

从 20 世纪 20 年代起，杨廷宝设计的北京交通银行、南京中山陵音乐台、紫金山天文台以及清华大学图书馆扩建等工程，都成为中国建筑史上的杰作。新中国成立后，杨廷宝参加了人民英雄纪念碑、人民大会堂、北京火车站、毛主席纪念堂、南京长江大桥等百余项工程的设计。

杨廷宝还是建筑界的大教育家，他为国家培养了无数的建筑人才，郑寿燮、戴念慈、吴良镛，这些享誉世界的中国建筑大师，都是杨廷宝的学生，这也是一代宗师杨廷宝对祖国做出的巨大贡献。

版画大师——杨廷宾

杨鹤汀的二儿子杨廷宾，毕业于国立北平艺术学院西画系，受业于徐悲鸿大师。1936 年任中央研究院历史语言研究所技术员，参与了第十三次殷墟考古的工作。1937 年冬赴延安，入延安鲁迅艺术学院学习，与古元、力群、马达成为延安的著名版画家。新中国成立后任中国美术馆副馆长。

1935年，杨廷宾在南阳曾和友人一起为鲁迅收集南阳汉代石刻拓片二百余幅。鲁迅日记中多次提及此事。他成为南阳汉画最早的发现者和传播者之一。在延安期间，杨廷宾创作大量木刻作品，最具代表性的是为中共"七大"召开而创作的毛主席像和朱总司令像，还创作了斯大林、罗斯福、丘吉尔等苏美英的第二次世界大战统帅，以及延安各界抗日军民肖像等。杨廷宾是革命版画家的重要代表。

中国水声学奠基人——杨士莪

杨鹤汀的长孙杨士莪，是哈尔滨船舶工程学院副院长、中国工程院院士，是中国水声学的奠基者。他写出了国际上最早集中论述水下噪声机制的著作，出版了国内最早的声学理论，讲授水声学课程并编写了教材。他作为中国的战略科学家，组建了水声研究所，带领一批科学家完成了一系列具有国际先进水平的水声定位系统。他创建了中国第一个水声专业，现已成为国内最大的水声人才培养基地。

在杨鹤汀的影响下，杨家代有俊杰，英才辈出，杨家不仅成了楷模当代、辉映未来的科教世家，更成为南阳人永远的骄傲。

南阳医圣祠

二〇一三年八月五日

原张兼维序

作为中国建筑师学会理事长的杨廷宝，对南阳医圣祠的发展建设，给予了重要的支持。1982 年 5 月，杨廷宝回到南阳，参加南阳市城市规划工作，亲自指导医圣祠的扩建，为医圣祠设计了大门汉阙和医圣拜殿。杨廷宝与医圣祠结下了不解之缘。杨廷宝生前希望父亲的《伤寒论浅歌》和《金匮浅歌》两部手稿由医圣祠收藏。杨廷宝故居交由江苏省文物部门管理时，杨廷宝的三弟杨廷寊、长子杨士莪等，根据杨廷宝的遗愿，取回杨鹤汀的两部手稿，手稿一直珍藏于杨廷宝三弟杨廷寊处。

原南阳市政协文史委主任王留全，是杨家全家信赖的至交。2013 年初，王留全沟通了杨廷寊和医圣祠。2013 年 4 月，在庆祝杨廷寊 90 寿辰之际，杨鹤汀先生的两部手稿，在郑州由杨廷寊、杨士莪郑重交医圣祠收藏。

杨鹤汀先生的两部手稿，不仅是南阳先贤的珍贵文物，也是中医伤寒学派的重要文献。其作为医圣祠的重要文物，成为医圣祠的又一件镇馆之宝。医圣祠在出版杨鹤汀先生《伤寒论浅歌》和《金匮浅歌》影印本的筹备中，得到了中国中医古籍出版社刘从明社长的大力支持。医圣祠精心策划设计了手稿的精装本和平装本两种影印本，在第一届"医圣仲景南阳论坛"上隆重面世，两部影印本成为第十一届张仲景医药文化节和对中国中医界的重大献礼。

杨鹤汀先生不仅精研仲景医术，为百姓解除病苦，更把

115

传承、弘扬仲景学说作为自己的生命追求。杨鹤汀先生亲历了辛亥革命和新文化运动，他看到了古代经典向现代社会广泛传播，需要一个"白话"的桥梁，就身体力行做成了这件伟大的事情。1952年，先生在他的《伤寒论浅歌》序中这样说："但汉文近古，辞简义赅，到语体文普及的时候，尚有几人能读这本书么？势必把他当作古物陈列而已。……当此国家新造（指中华人民共和国刚建国——编者注），人力物力缺乏时期，最适用的医书，岂可不设法变通，公诸人民么？今据《伤寒论》的原文顺序编为浅歌，以便人民的学习，并备卫生家的采择。"先生又在《金匮浅歌》序中恳切说道："仅日本人所著的《伤寒论》，就有六十多家。又以科学方法，著汉方医学、释义。评论家都说今之日本汉医，已驾乎国人之上。我有家珍，不知宝重，反使外人研究进步。凡我医界，谁不知耻。兹本引人入胜之意。所以继《伤寒论》之后，又把《金匮》编为浅歌，不仅使人民皆能学习，更望后起者由此阶梯，升堂入室，把我国气化之医，再进一步做科学的研究，发扬光大，庶不愧为炎黄之子孙。"

  仲圣先师的《伤寒杂病论》问世后，辗转历代，在民间若隐若现。至大宋朝开国，宋太宗极重医学，举朝廷之力，以国家行为开始中国历史上第一次大规模编校医学典籍，在宋太宗的感召下，五代十国最后一个君主，荆南国王高继冲向宋朝朝廷献出了《伤寒论》的藏本。宋朝第四代皇帝宋仁宗，诏令成立了国家级的"校正医书局"，敕重臣领导医典编校工作。《伤寒论》是第一部被编校推出的医典。高保衡、林亿等在为《伤寒论》作的序中这样写道："国家诏儒臣校正医书，以为百病之急，无急于伤寒，今先校定张仲景《伤寒论》十卷，总二十二篇，证外合三百九十七法，除复重，定有一百一十二方，今请颁行。"随即又编校推出了《金匮要略》。至此，《伤寒论》、《金匮要略》登上了中华文明的大舞台，也成就了仲景学说在中医学的核心地位。

进入20世纪，中医经典逐渐被边缘化，这一方面有来自中医学西方科技的重大挑战的原因，另一方面在现代文化语境下，由于古代经典的古奥，带来的不便学习也是一个重要原因。杨鹤汀先生的《伤寒论浅歌》、《金匮浅歌》，为现代中医学子学习、研究、传承仲景学说，做出了巨大的贡献，其作用堪与宋代"校正医书局"推出仲景学说同功。

杨鹤汀先生以白话歌诀的文体，把仲景著作中的"理、法、方、药"的大义，把"六经辨证""八纲辨证""八法施治"要义，如法如理、深入浅出地托举出来，朗朗上口，易识易记，给我们修筑了一条直通经典的捷径。而杨鹤汀先生敬贤法圣、献身国医、传播圣典的精神，更是我们后学之辈的榜样。

杨鹤汀先生《伤寒论浅歌》和《金匮浅歌》影印本问世后，得到了中医界以及文化界的高度赞誉。杨鹤汀先生传承医圣思想，弘扬中华文明的精神，为后世留下了光辉的榜样。

杨鹤汀先生为仲景学说做出的贡献、杨廷宝为医圣祠建设做出的贡献，与圣地同在，与医圣的精神同在！

张兼维

二〇一五年八月于医圣祠

117

歌曲《医圣张仲景》曲谱

医圣张仲景

少儿歌曲

杨建宇 词
鹏 来 曲

歌曲《医圣颂》曲谱

医圣颂

张兼维 作词
杨 鹤 作曲

1=C 4/4

(3 6 - - | 6 5 - - | 3 6 5 - | 2 4 3 2 | 4 3 - - |)

6 6 5 7 6 | 6 6 5 2 6 - | 6 7 6 5 4 | 4 5 6 6 |

中华 五千 年，文明 薪火 传；神农尝百 草， 黄帝 启医源。

6 6 5 7 6 | 6 6 5 2 6 - | 7 6 6 5 3 | 6 6 3 6 5 |

东汉 张仲 景，济世 救民 难；辨证 立八 纲，大论 著伤寒。

#4 3 · 2 #4 3 | 6 7 6 3 3 - | #4 3 2 3 5 | 3 5 3 2 1 - |

活人 即活 国，龙族 得绵 延；大医 担大 道，民命 重 于天。

C转D   前6=后5

5 6 5 1 6 5 ‖ 6 5 3 53 23 | 5 - 5 6 53 5 | 23 5 2 1 6 5 |

国医 崇祖 庭，先师 南阳 眠； 望之 如汪 洋，仰之 若高

2 - 1 6 5 6 5 3 53 2 3 | 5 - 5 6 53 2 3 5 2 1 6 2 |

山。万民 祀 千秋，家国 得平 安。 圣德 昭日 月，佑我 万万

1 - 1 6 5 ：‖ 1 - 5 6 5 3 | 2 3 5 2 1 6 2 | 1 - - 0 ‖

年。国医 年。圣德 昭日月，佑我 万万 年。

医圣祠内《伤寒论浅歌》《金匮浅歌》序、跋

跋

著名中医药学家、教育家，上海中医药大学张再良教授曾经说过：我人是上海人，但我心是南阳心。

著名中医临床大家、中医经方教育家、中日友好医院冯世纶教授说过：谁读《伤寒杂病论》，谁就是一个新的张仲景。

著名文化学者、诗人、书法家、摄影家，医圣文化权威专家，医圣祠原书记张兼维指出：医圣文化是中医文化的核心支撑，是中医药人的精神支柱。

著名中医药文化专家、医圣仲景文化功勋专家、原医圣祠张仲景博物馆馆长刘海燕先生提出：医圣祠是中医药人的精神灵堂，是中医药人的魂灵归宿，是"中医祖庭"，永远矗立在中医药人的心中！

大道至简！医圣张仲景是我们每一位中医药人心中敬仰的神圣，南阳医圣祠是我们每一位中医药人的洗心圣地。而《伤寒杂病论》则是中医学摩天大厦的脊梁，是中医药大发展大繁荣的坚实根基和源头活水。正因如此，才有了今天"中原版"的《伤寒论浅歌》《金匮浅歌》。

一、杨鹤汀与杨氏《伤寒论浅歌》《金匮浅歌》

杨鹤汀，名维鲁，字鹤汀。南阳人氏，是民国时期著名的革命家、政治家、教育家、实业家，始终坚持实业救国和教育救国之路。他还是《伤寒杂病论》的研究专家，晚年亲著《伤寒论浅歌》《金匮浅歌》，手写原稿已被南阳医圣祠张仲景博物馆收藏。

民国时期是我国大革命时期，战争频仍，民不聊生。同时西学东渐之风正盛，中医药文化受到了巨大的冲击，传承中医药学的道路艰难崎岖。鉴于此，杨鹤汀先贤挺身而出，反复研阅医圣张仲景《伤寒杂病论》，细心揣摩，发皇古义，用通俗易懂的白话文撰写了《伤寒论浅歌》《金匮浅歌》，其济民纾难之心、忧国忧民之情，书序有表。杨鹤汀先生无愧为民族英豪，其《伤寒论浅歌》《金匮浅歌》伤寒新论之大作，有力地推动着中医药学的进步和发展！

二、张兼维、刘海燕与"医圣祠珍藏版"《伤寒论浅歌》《金匮浅歌》

在"医圣仲景南阳论坛"的开幕式上，南阳医圣祠刘海燕馆长健步走到主席台中央，高高举起手中的"医圣祠珍藏版"《伤寒论浅歌》《金匮浅歌》，向来自世界各地的参会代表展示，然后转身赠予随后上台的张仲景国医国药学院卞华院长，全场掌声雷动。类似的画面在南京中医药大学、河南中医药大学、京豫皖三地之仲景书院、中华中医药中和派专病专科经方大师培训班、杨氏中和医派《伤寒杂病论》夏令营读书会、中华中和经方经药读书会等不同场合都重现过。

赠书活动不仅活跃了现场的气氛，丰富了研讨会和学习班的内容，也让仲景传人们多了一些学习参考。更为重要的是，这可以激发莘莘学子的学习热情，更为广大仲景传人发奋学习注入了源源不断的动力。

"医圣祠珍藏版"《伤寒论浅歌》《金匮浅歌》有两

个版本，其一是杨鹤汀先生手稿整理影印本，其二是简体字横排32开本，均是张兼维先生和刘海燕先生主导整理的。可以毫不夸张地说，如果没有两位先生的不懈努力，这两版书的面世几无可能。如果没有刘海燕先生的鼎力襄助，杨氏《伤寒论浅歌》《金匮浅歌》成为"医圣祠珍藏版"继而走向辉煌也是不太可能的。正是有了张兼维、刘海燕二位功勋人物奋发踔厉，才有了"医圣祠珍藏版"《伤寒论浅歌》《金匮浅歌》的面世与风行！

三、马艳茹总编与《伤寒论浅歌》《金匮浅歌》

马艳茹女士担任中原农民出版社总编期间，到南阳医圣祠调研，一方面是为了促进由我主持主编整理的医圣张仲景的白云阁木刻版《伤寒杂病论》的热销；另一方面，落实策划由张兼维老师主编的大型史料画册《中医祖庭》事宜。在座谈会中，张兼维老师详细介绍了南阳文博的大发展大繁荣盛景，尤其介绍了在医圣祠工作几十年的情景，自谦为医圣祠看门数十年，是"医圣爷"的"看门狗"，为医圣祠奉献了青春，为仲景文化的发展洒下了汗水，也介绍了我本人亦自称是"医圣爷"的"看门狗"，并让书法家专门撰写四字以自勉的事情。对于医圣祠刘海燕馆长、杨磊副馆长等一批全心全意忠实为医圣祠服务的学者和领导，张兼维老师也都昵称为"医圣爷狗狗帮"，并且任命我为"帮主"。马艳茹总编了解了此情况后，立即表示，志愿为医圣文化的发展助力，志愿为医圣仲景的传扬添彩加油，也要加入为"医圣爷"服务的这个团队。这样，我们几位医圣爷的忠实铁杆粉丝，就在这样的情怀和热忱中不断讨论交流弘扬医圣仲景文化的事宜。

在《中医祖庭》出版热销之后，我们在一次交流中讨论到相关文献，张兼维书记对《伤寒论浅歌》《金匮浅歌》念念不忘，表示还有一些细节内容需要专业人员进行甄别和打磨，马艳茹总编就策划、敦促我这个"帮主"把《伤寒论浅歌》《金匮浅歌》再认真整理一下，由中原农民出版社出版，扩大发行渠道，让更多的中医爱好者能读到这两本书，为弘扬医圣仲景文化做出新的贡献！对此，两位馆长也很支持，我更觉义不容辞。因为，曾几何时，我还是医圣祠张仲景博物馆的名誉馆长，亦是仲景书院创办者，必须要有这份担当！新的"中原版"《伤寒论浅歌》《金匮浅歌》就这样出版了。

"中原版"《伤寒论浅歌》《金匮浅歌》便于随身携带翻阅，书中保留了杨鹤汀像及原书的杨序影印，以增加本书的历史沉淀，同时把医圣祠里的捐赠纪念碑照片放在附录中，以供大家观看。与此同时，该版对两本书的内容进行了细化，分为歌诀和汤方两个部分。为了更好地弘扬医圣文化，书末附上歌曲《医圣颂》和《医圣张仲景》，供大家传唱，也方便中医药进校园活动时使用。"中原版"《伤寒论浅歌》《金匮浅歌》的出版，是对杨鹤汀先贤的最好纪念，更是对医圣张仲景的崇敬，也是中医人对"中医祖庭"医圣祠的一种神往、责任、情怀、传承、创新，是对医圣张仲景《伤寒论浅歌》《金匮浅歌》的传承和对中华优秀传统文化的弘扬。

最后，感谢中原农民出版社的编辑团队，感谢所有对仲景文化做出贡献的人，感谢所有关注和支持中医药发展的人。中医药在几千年来为中华民族的繁衍生息和健康做出了巨大的贡献。

美丽中国有中医！

中医万岁！

医圣永辉！

杨建宇

2023 年 12 月 22 日 南阳医圣祠